決定版!

体温を上げる健康法

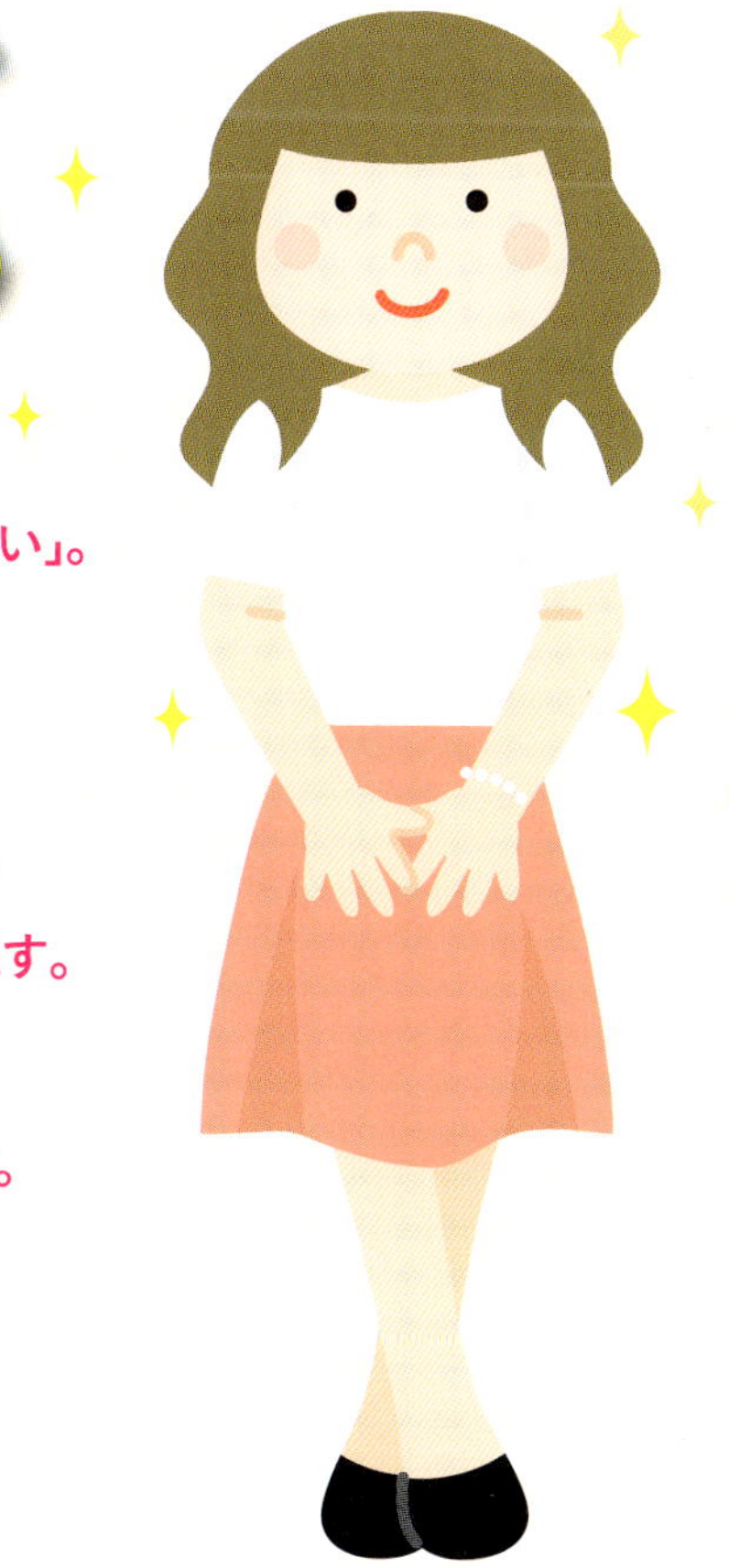

「なんとなく体調がよくないけれど、病院で診察してもらっても異常がない」。
そんなときは、体温が低いことに原因があるかもしれません。
今、日本人に増えているという「低体温」。
病名がつかないほどのささいな不調から、ガンなどの深刻な病気まで、
さまざまな症状を引き起こす原因の一つであることがわかってきています。
けれども、心配はご無用。
本書を参考に、生活習慣に気をつけるだけで、低体温を改善できます。
体温を上げて、いきいきとした毎日を送りましょう！

コスモ21

決定版！ 体温を上げる健康法

第1章 こんなに恐ろしい低体温

第2章 今こそ知りたい体温の正体

第3章 体温を上げる10の方法

カバーデザイン　中村　聡
本文イラスト（P42~45）　宮下やすこ

第 1 章

こんなに恐ろしい低体温

あなたの体調不良は、低体温が原因かもしれません。低体温とはどんな状態で、体にはどのような影響があるのか。体温を上げると、体の状態はどのように改善するのか。詳しくお話ししていきましょう。

1 その体調不良、もしかしたら低体温かも？

頭痛や倦怠感、慢性疲労など、体調がよくないと思って体温を測ると35℃台と低め。病院へ行って検査をしても異常はない。そんなときは、低体温が原因かもしれません。

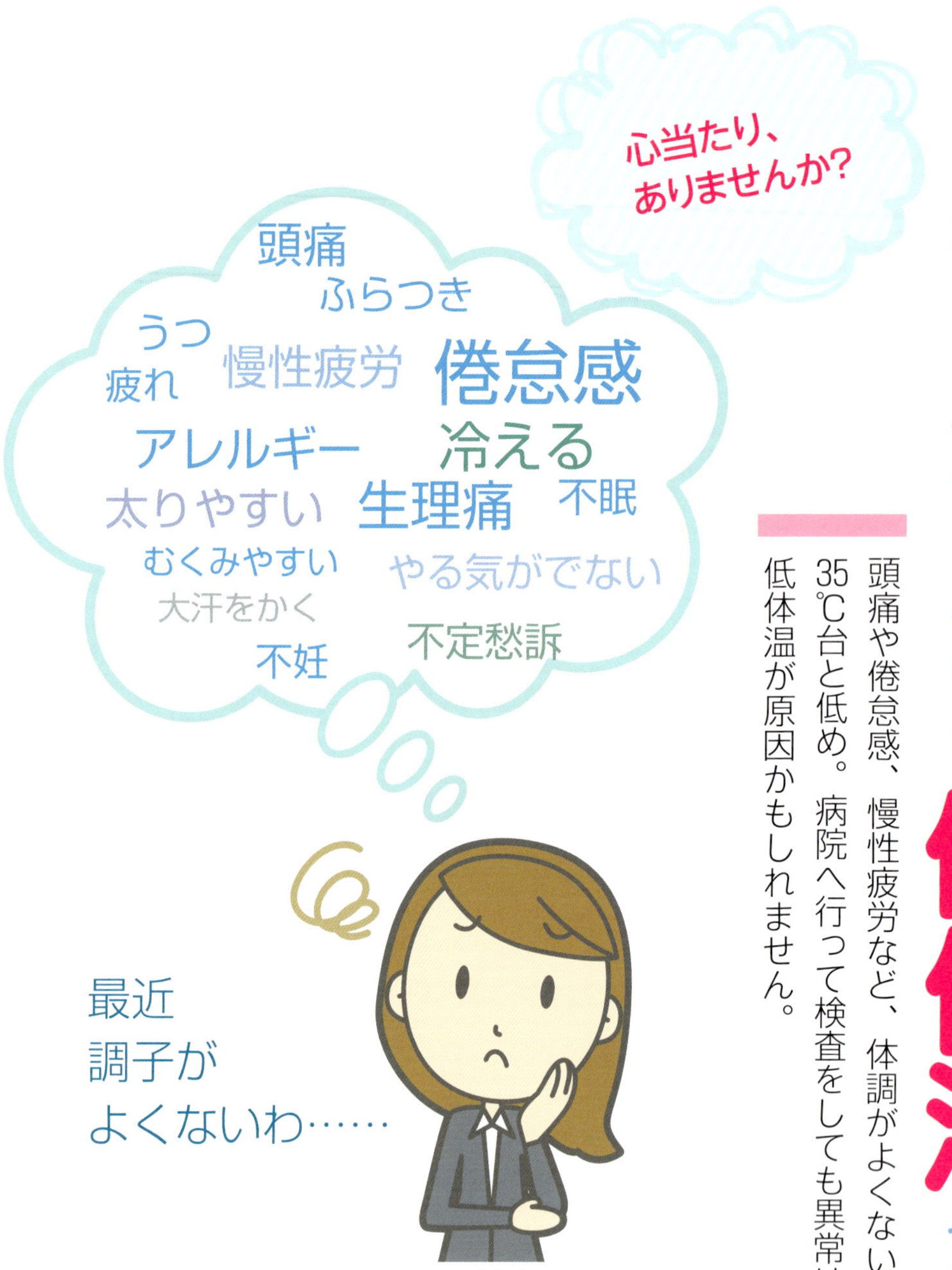
心当たり、
ありませんか？
頭痛
ふらつき
うつ
疲れ
慢性疲労
倦怠感
アレルギー
冷える
太りやすい
生理痛
不眠
むくみやすい
やる気がでない
大汗をかく
不定愁訴
不妊
最近
調子が
よくないわ……

低体温が原因で起こる不調に対して、「自律神経失調症」との診断がくだされる場合があります。自律神経のバランスが崩れると、体の熱の産生が減り、最終的には体の冷えにつながりますから、あながち遠い診断ではありません。

しかし、自律神経失調症に対してビタミン剤や精神安定剤が処方されることがあっても、低体温に対しては何の対処もされません。体温を上げる薬がなく、対処のしようがないのです。そこで、体温を上げるための手立てを講じる必要が出てきます。

36℃以下は低体温の可能性あり！

人間の体は本来、36℃～37℃を維持できるようになっており、体温が下がっている場合は、毛穴を閉じたり（＝トリハダが立つ）、皮膚の表面の血管を細くしたり（＝顔色が青くなる）して、熱が逃げるのをふせいでいます。

それでも慢性的に体温が低くなると、血行が悪くなり、免疫力が低下し、疲労やアレルギー、生活習慣病、婦人科疾患を招きます。

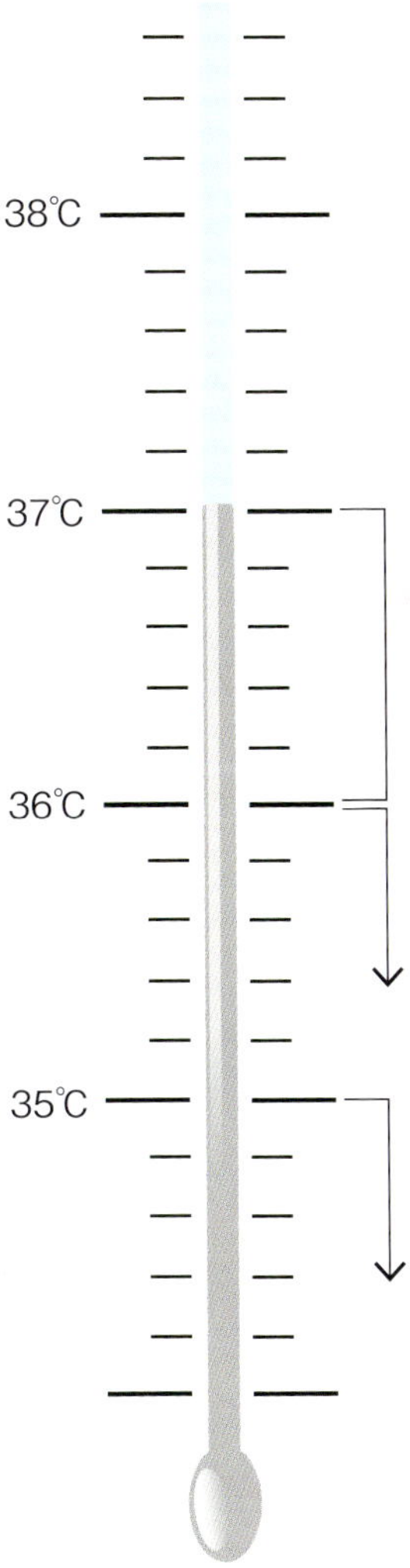

正常な体温

36.0℃～37.0℃

細胞の新陳代謝が活発……
肌もきれい
免疫力が高い
病気をしにくい

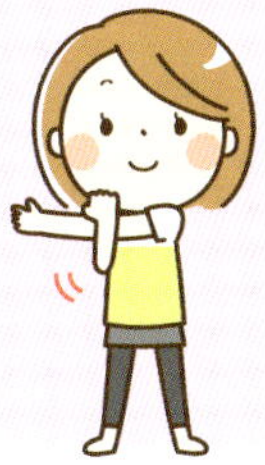

低体温

36.0℃以下

新陳代謝が活発ではない
免疫力が低下
アレルギー症状が出やすくなる

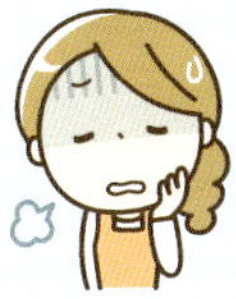

さらなる低体温

35.0℃以下

がん細胞の増殖が活発になる
新陳代謝機能の低下による肌のくすみ
自律神経失調症
頭痛
肩こり
腹痛
不眠
更年期障害
生理不順
……etc

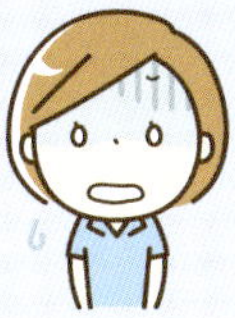

低体温の可能性をチェックしてみましょう

あてはまるものに✔をしてみましょう。あてはまるものが多いほど、低体温の可能性が高くなります。

□体調が悪くなったとき、食べても寝ても治らないことがある
□のぼせやすい
□深く眠れない
□月経痛がひどい
□月経不順である
□肩がよくこる
□頭痛持ちである
□手足が冷たい
□疲れやすい
□低血圧だ
□風邪をよくひく
□トイレが近い
□体温が37℃になると体が辛い
□便秘気味である
□肌荒れがしやすい
□太りやすい
□むくみやすい
□気分が鬱々とする

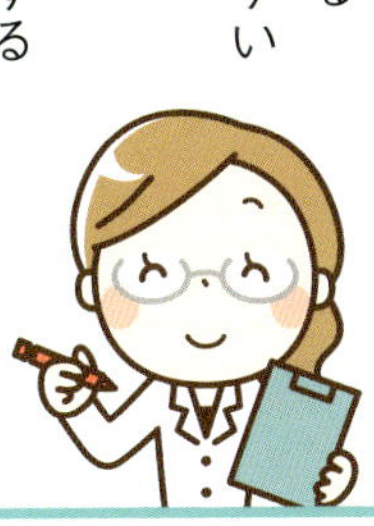

❷ 低体温の人が増えている？

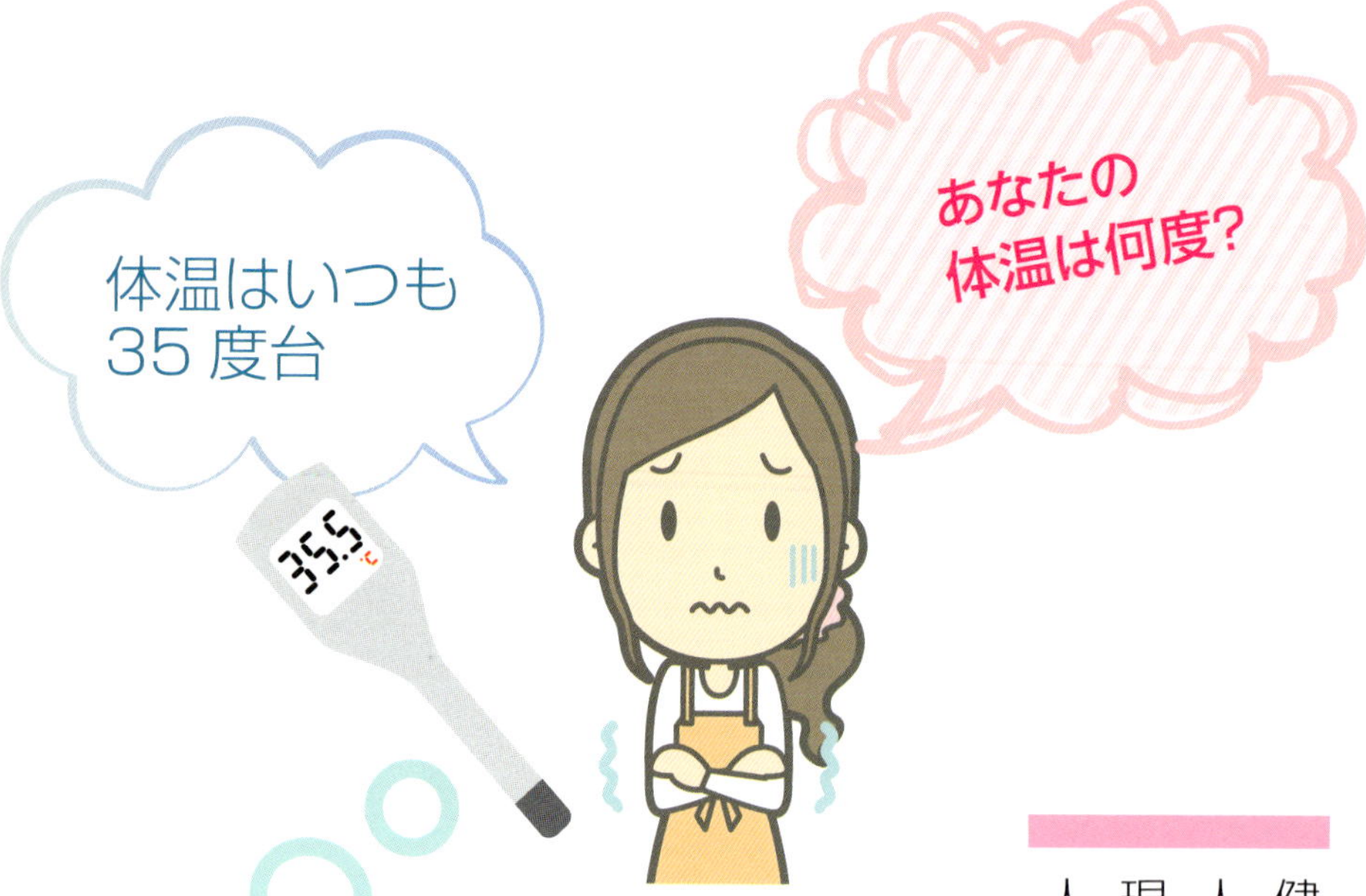
あなたの
体温は何度?
体温はいつも
35 度台
35.5℃

健康な人の体温は36・5℃以上とされています。1950年代の日本人の平均体温はまさに、36・8℃～36・9℃でしたが、60年以上後の現在の平均は、36・2℃にまで低下しています。これは、体温が低い人が増えているということです。

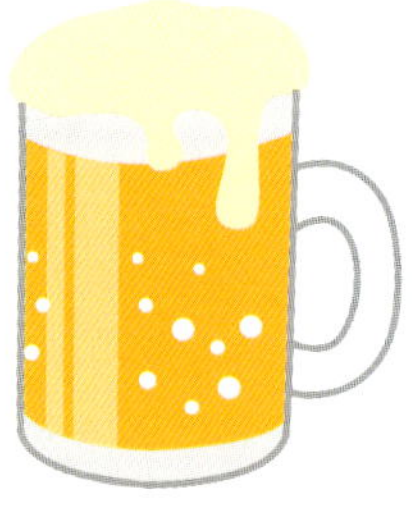

36・0℃以下の体温が続く場合は、低体温かもしれません。低体温の原因になるのは、筋肉量の低下や自律神経のバランスの乱れですが、現代社会には、「動かない生活」「深夜まで強い光の刺激がある」「生活リズムの乱れ」「ストレスが多い」「エアコンの普及」など低体温の間接的な原因が増えています。

低体温を放っておくと、肌荒れや便秘などの軽度の不調に始まり、胃潰瘍・糖尿病・がんや心筋梗塞など深刻な病気のリスクも高まります。

現代人の生活は低体温の原因がいっぱい

運動不足　食べすぎ
水分の摂りすぎ　塩分の控えすぎ
ストレス　シャワーで済ます
エアコンの効きすぎ
化学調味料　食品添加物……

低体温とは

低体温というのは、病名ではありません。一般的に、36℃以下の体温のことをいいます。人間の体は本来、健康体を維持するために36・5℃以上の体温を必要とするといわれていますので、通常の体温が36・0℃以下で、一時的ではなく35℃台から上がらない場合などは、慢性的な低体温の状態を疑いましょう。

慢性的な低体温に注意

低体温というと、雪山で遭難したときや、体が濡れたままの状態が続いたときなど、特別な状況をイメージするかもしれません。しかし、①寒冷な環境や、②体熱が奪われた状態でなくても、③体内でつくられる熱の量が少ない場合や、④体温を調節する働きが衰えている場合などでも、低体温が起きます。そして、③④の場合には、慢性的な低体温の状態であることも多いのです。本書では主に③④の低体温についてお話ししていきます。

低体温の原因

①寒冷な環境が続く
②体熱が奪われた状態が続く
③体内でつくられる熱産生量が少ない
④体温を調節する機能の低下

男性も低体温になる

「冷え性は女性がかかるもの」というイメージがありますが、最近は男性や本来体温が高いはずの子どもにも、低体温が広がっています。女性のほうが冷えに弱いのは、血管が細いこと、筋肉量が少ないこと、体脂肪が多いことが挙げられます。また、女性はホルモンの働きで自律神経のバランスを崩すことも少なくないので、冷えに至ることが多いのです。

しかし、運動不足による筋肉量の減少、生活習慣による血流の悪化、ストレスによる自律神経のバランスの乱れ、体脂肪の増加などは、男性にも起こりえることです。

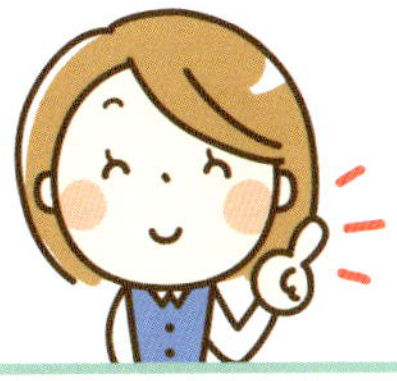

基礎代謝と熱の産生

人は、何も活動しなくても生きているだけで、心臓を動かしたり呼吸をしたり血液を流したりするだけで、エネルギーを消費します。この消費のことを、「基礎代謝」といいます。1日に一人の体が消費するエネルギーの約7割は、基礎代謝です。残り3割は生活活動代謝といって、運動などのプラスαの活動によって消費されています。

体の熱を産生している器官はいろいろありますが、一番多く熱をつくっているのは、筋肉です。そこで、筋肉を鍛えると、体温を恒常的にアップすることができます。体温が恒常的に上がると、自律神経がうまく働くようになり、基礎代謝の機能も高まりますが、体温が恒常的に下がると基礎代謝の機能も衰えます。

基礎代謝量が下がると、エネルギーが消費されにくくなり、太りやすくなってしまいます。逆に、基礎代謝量が上がると、普段通りの生活をしているだけで、内臓脂肪が燃焼されていきます。基礎代謝量の増加は、メタボの解消にもつながるというわけです。

なお、自律神経が正常に働いている場合に気温が下がると、体はどんどん熱をつくって体温が下がらないようにするため、基礎代謝量は増えます。

3 低体温のデメリットって？

低体温が体調不良のスタート地点

「低体温は、病気ではないから大丈夫」と考えていませんか？　低体温で起きるのは、一時的な不調のように思えるかもしれませんが、実は健康を害する悪循環の始まりです。低体温のリスクを知りましょう。

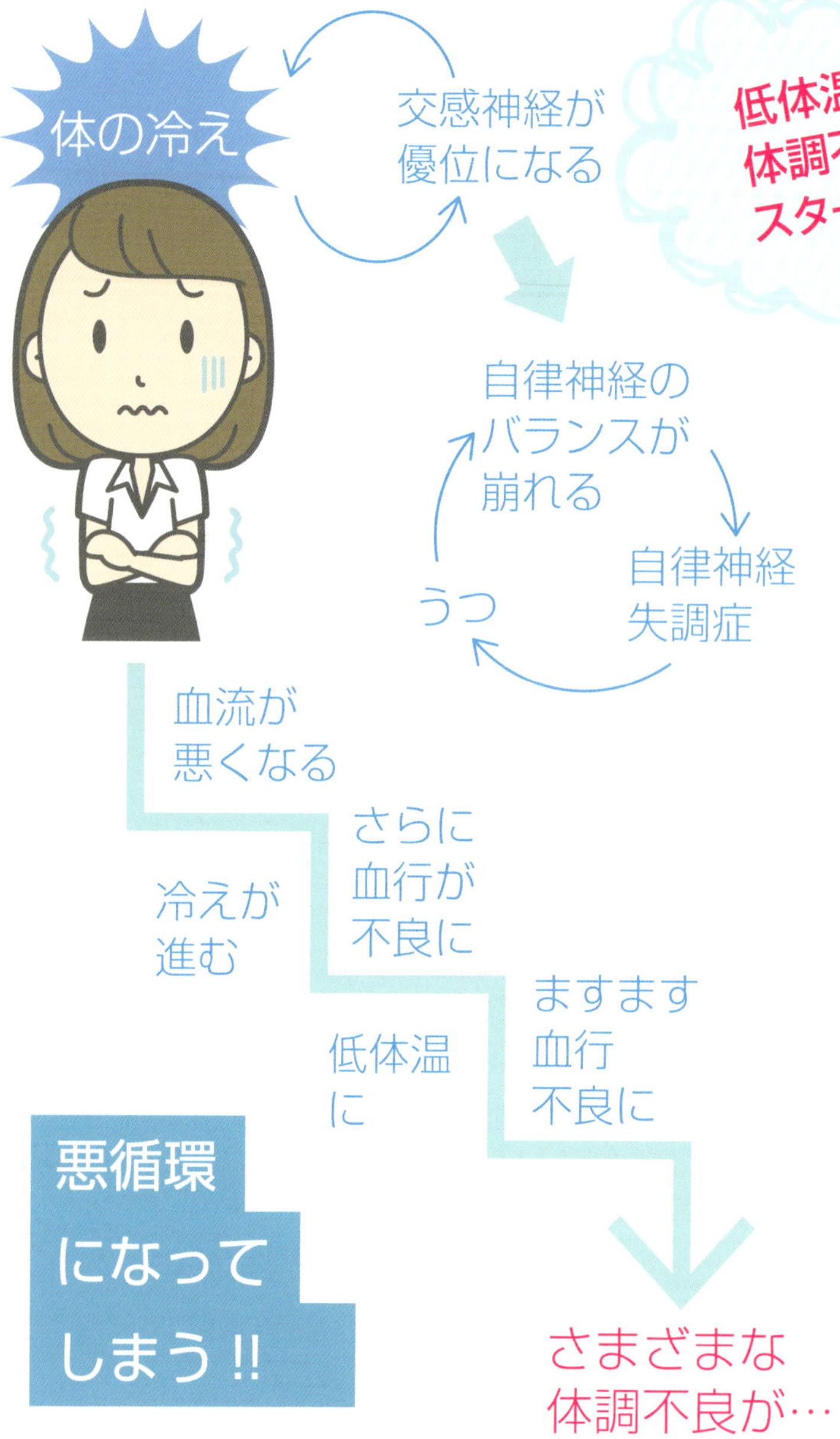

体の冷え
交感神経が優位になる
自律神経のバランスが崩れる
自律神経失調症
うつ
血流が悪くなる
冷えが進む
さらに血行が不良に
低体温に
ますます血行不良に
さまざまな体調不良が…
悪循環になってしまう!!

人間の体の器官は、相互に関連し合っています。そこで、体温が低くなると体のさまざまな部分、特に、人間が生きていくうえで絶対に不可欠な血液の流れに大きな影響を与えます。そして血行の悪化を原因に、さまざまな不調を引き起こすのです。

健康面では、免疫機能や内臓機能の低下を招きます。美容面でも、肌が荒れる、太りやすくなる、顔色が悪くなるなど見過ごせない弊害が出てきます。さらに精神面においても、うつに似た症状が出ることもあります。

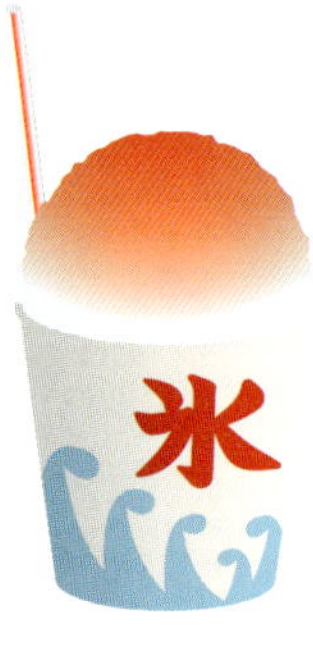

氷

低体温が病気のリスクを高める仕組み

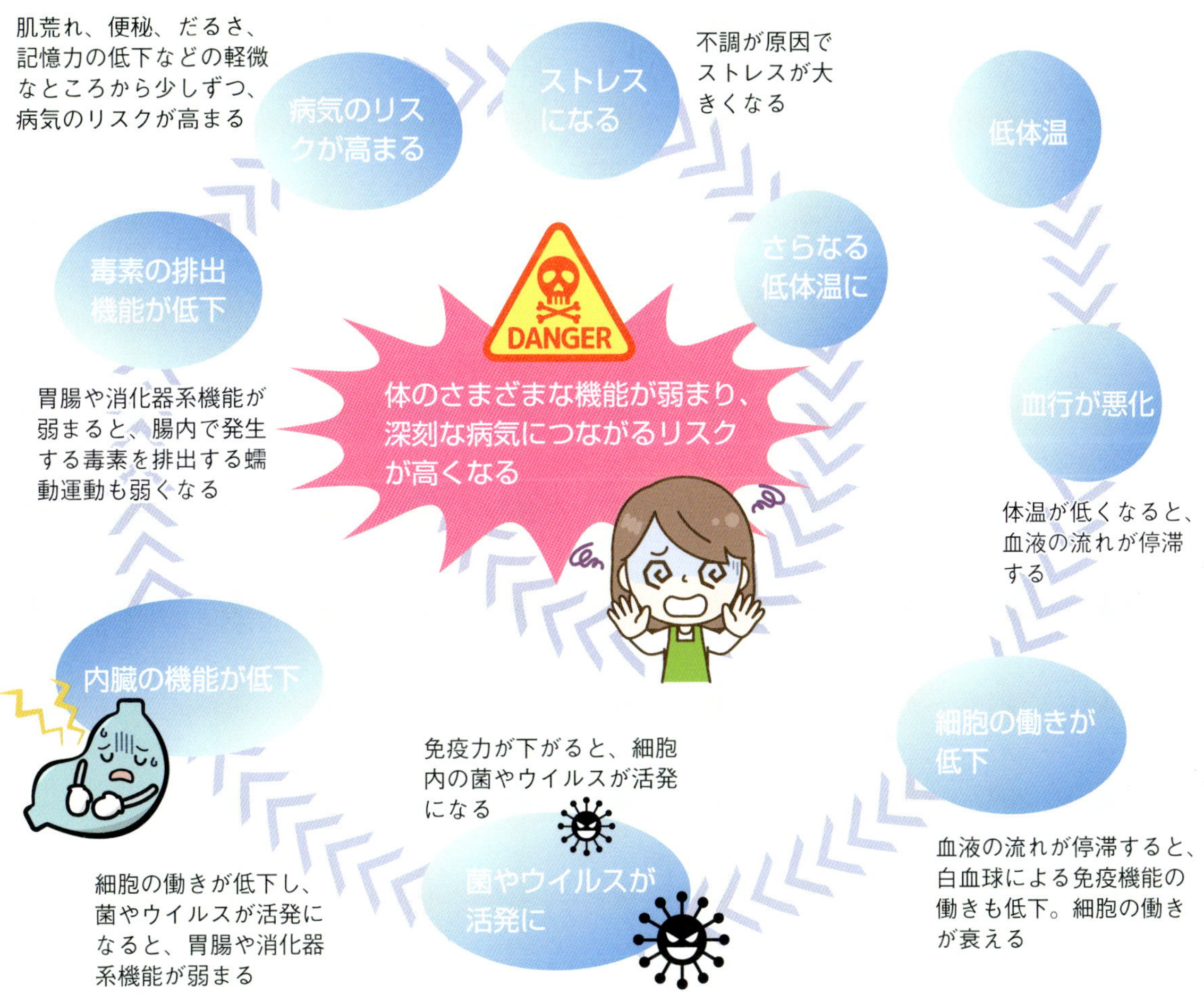
低体温
血行が悪化
体温が低くなると、血液の流れが停滞する
細胞の働きが低下
血液の流れが停滞すると、白血球による免疫機能の働きも低下。細胞の働きが衰える
菌やウイルスが活発に
免疫力が下がると、細胞内の菌やウイルスが活発になる
内臓の機能が低下
細胞の働きが低下し、菌やウイルスが活発になると、胃腸や消化器系機能が弱まる
毒素の排出機能が低下
胃腸や消化器系機能が弱まると、腸内で発生する毒素を排出する蠕動運動も弱くなる
病気のリスクが高まる
肌荒れ、便秘、だるさ、記憶力の低下などの軽微なところから少しずつ、病気のリスクが高まる
ストレスになる
不調が原因でストレスが大きくなる
さらなる低体温に
DANGER
体のさまざまな機能が弱まり、深刻な病気につながるリスクが高くなる

血流と体温

血液の役割は、全身を循環して、細胞に必要な栄養素や酸素を送ることです。また、細菌などの活動を防ぐ免疫機能も担っています。

全身を流れていることに意味があり、体の熱が高いところで温められた血液が、熱の低いところに運ばれて温めるので、体温の調節にも重要な役割を果たしているのです。血流が悪くなると体温が下がるのは、このためです。また、体温が下がると血管が収縮するので、さらに血流が悪くなってしまいます。

自律神経と体温

低体温は、自律神経のバランスの不調と深い関わりがあります。というのも、体温を維持・調節するためには、自律神経による臓器や器官の制御が必要だからです。この生理反応（「自律性体温調節反応」）によって体内の熱の産生（体を温めること）と放散の調節（体を冷ますこと）が行なわれています。

自律神経はほかにも、呼吸や血液の循環、消化などの働きを、「交感神経」と「副交感神経」を交互に働かせることで調整しています。

4 もし、体温が1℃下がったらどうなるの？

体温がわずか1℃下がるだけで、体の中ではとても大きな変化が現われます。平熱から1℃下がると仮定して、どのような変化があるのか見てみましょう。

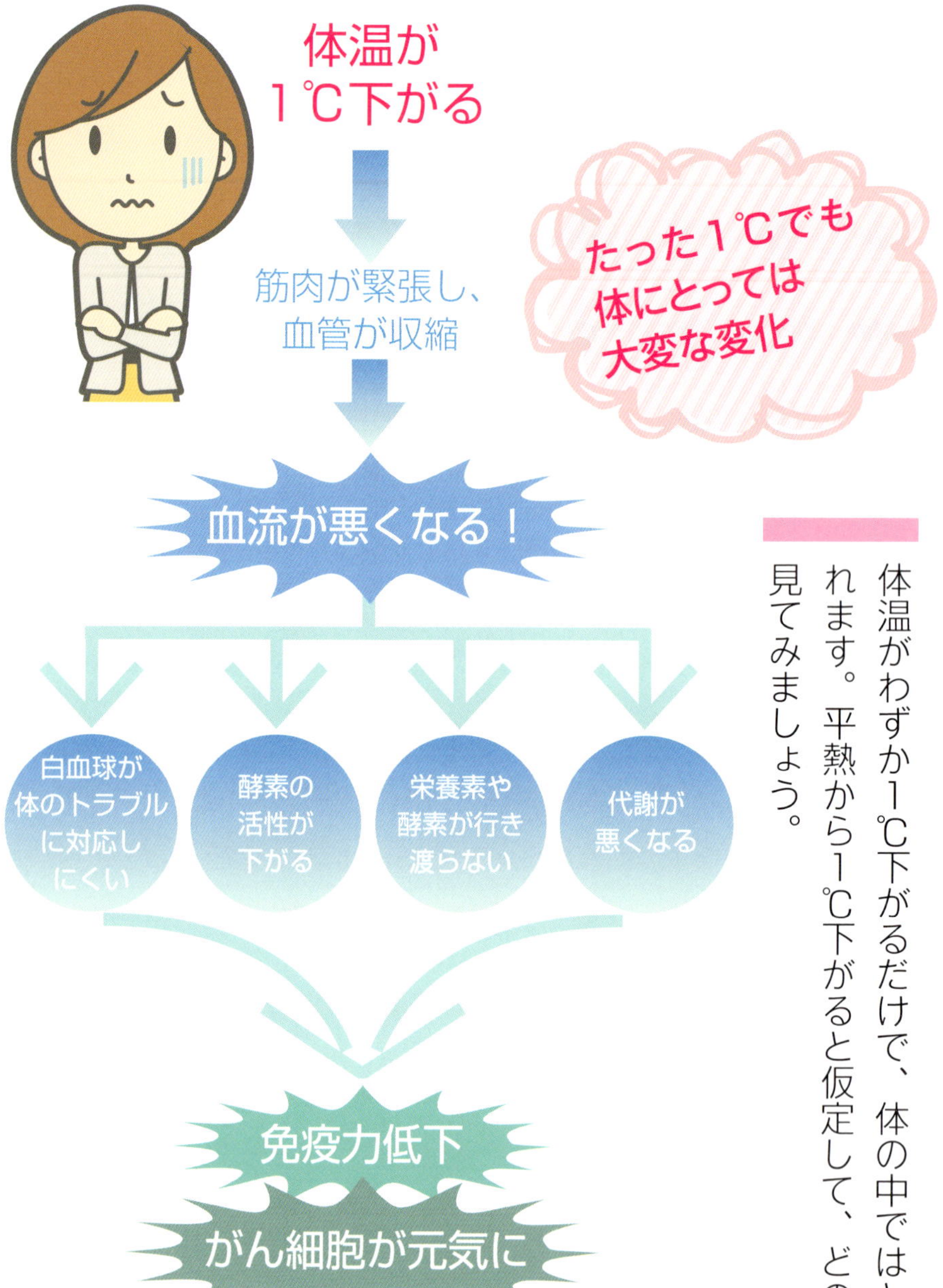

体温が1℃下がる
筋肉が緊張し、血管が収縮
血流が悪くなる！
白血球が体のトラブルに対応しにくい
酵素の活性が下がる
栄養素や酵素が行き渡らない
代謝が悪くなる
免疫力低下
がん細胞が元気に
たった1℃でも体にとっては大変な変化

体の中で、生命維持に必要な働きをしている器官や細胞、菌や酵素などには、活発に働きやすい温度があります。風邪をひくと高熱が出るのは、免疫力に関わるリンパ球が、体温が高いほど活発に働きやすいからです。体内酵素も、37℃で活発に働きますが、がん細胞は低体温のほうが元気がよく、35℃のときに活性化します。

体温が高い状態であれば、免疫力ががん細胞と闘いますが、体温が低くなると、がん細胞のほうが元気になり増え続けてしまうのです。

免疫とは

体に本来備わっている機能で、体を異物から守ろうとする力のことです。ウイルスなどの外敵やがん細胞を撃退する免疫機能を担う「Tリンパ球（T細胞）」は、血液を介して体の中のさまざまな部分で働き、体を内側と外側の両方で異物から守っています。

がんと体温

人間の体では、健康な人でも、毎日5000個のがん細胞ができていますが、免疫機能が活発に働いてがん細胞を排除していると、がん細胞は増えません。また、入浴などによって体温を上げると、「ヒート・ショック・プロテイン」というタンパク質の一種が合成され、異常な細胞を修復します。

しかし、体温が下がると、こうしたがん細胞を排除する機能が低下するので、がんは進行しやすくなります。がん細胞を増やさないためにも、体温を上げるのが効果的なのです。

体温と基礎代謝

体温が上がると……

自律神経の機能が正常に働き基礎代謝量もアップ

↓

内臓脂肪が減少
⇒メタボ解消

↓

脱・冷え性

体温が下がると……

自律神経の機能が衰えて基礎代謝量もダウン

↓

脂肪を蓄えてしまう

↓

冷え性が進む

加齢とともに低下する免疫力

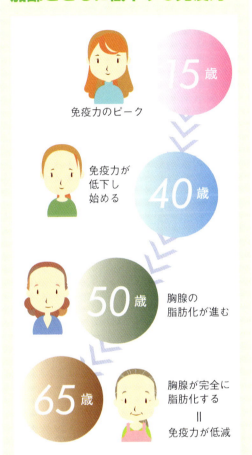

「Tリンパ球」は、胸腺という臓器で生産されています。胸腺の機能は15歳でピークとなります。その後は萎縮が始まり、萎縮した胸腺は脂肪に置き換わります。

胸腺の脂肪化は早ければ30代に、遅くても65歳には完了します。他の器官でもリンパ球が生産されますし、胸腺が脂肪化するまでに生産された「Tリンパ球」は蓄えられますが、加齢にともなう免疫力の低下は避けられません。

それでも体温を１℃上げれば免疫力は５～６倍にアップします。加齢による免疫力の低下を補うには、体温アップが大切なのです。

5 低体温は、どうして起こるの？

低体温の原因は、甲状腺ホルモンの不足以外では、生活習慣によるものがほとんどです。現代人の生活の何気ない習慣にも低体温の原因は数多く潜んでいます。あなたの生活習慣も振り返ってみましょう。

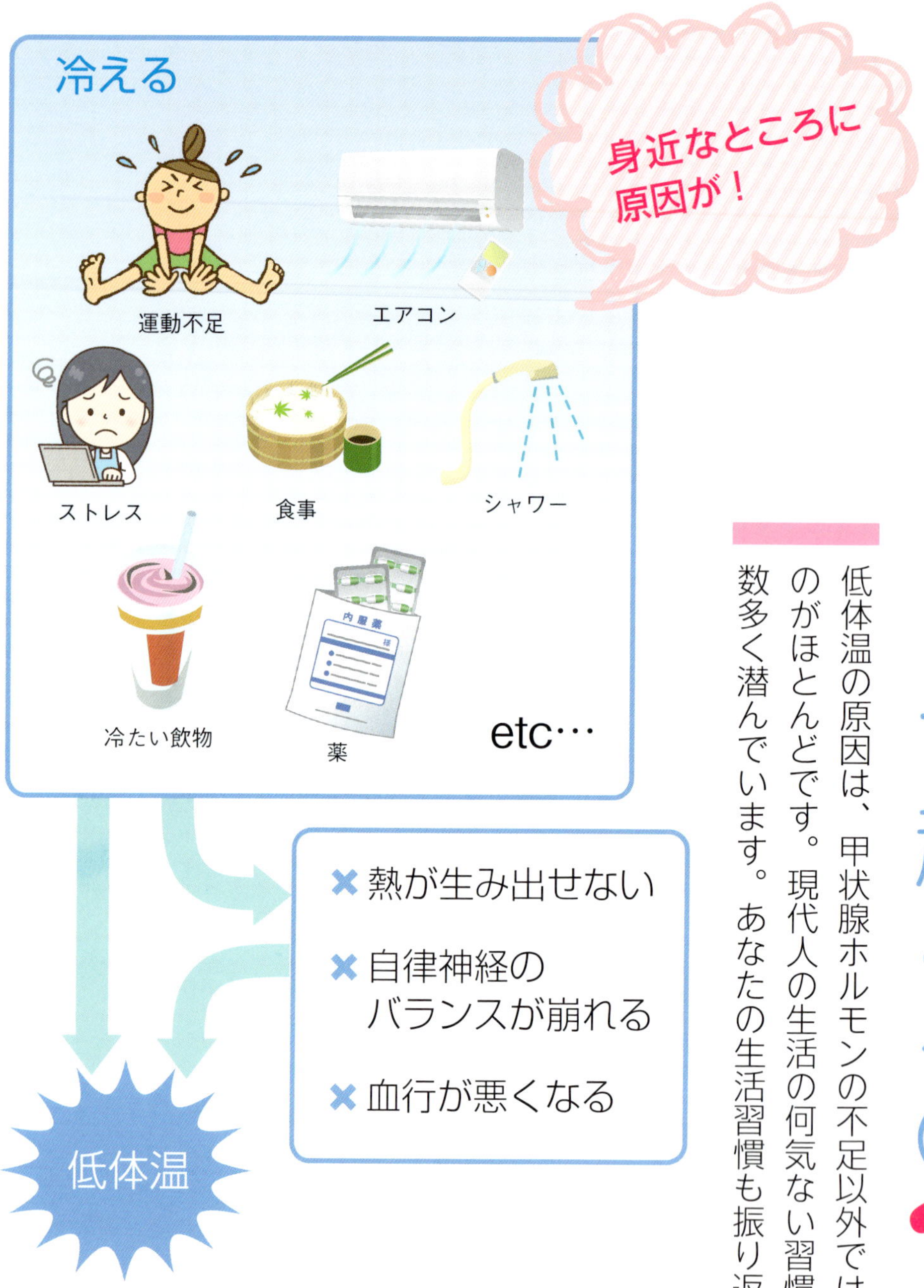
身近なところに原因が！
冷える
運動不足
エアコン
ストレス
食事
シャワー
冷たい飲物
内服薬
薬
etc…
×熱が生み出せない
×自律神経のバランスが崩れる
×血行が悪くなる
低体温

現代人の生活環境では、全般的に「発生できる熱の量が減る」「自律神経のバランスが崩れる」「血行不良」などが起こりやすくなっており、体温調節機能も低下しています。左ページに挙げた生活習慣によって、体温の低下が起こる例も少なくありません。

また、高齢になると「老人性低体温症」になる人もいます。なぜなら、加齢に伴い、気温に対する反応が鈍くなり、体温調節機能も低下するので、体温リズムも乱れるからです。60歳を過ぎたら平熱を測り直す習慣も大切です。

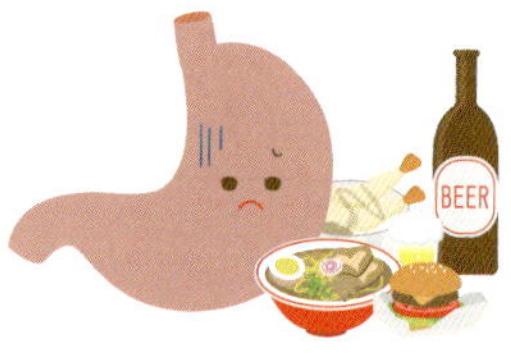

低体温を招くNG生活習慣チェック

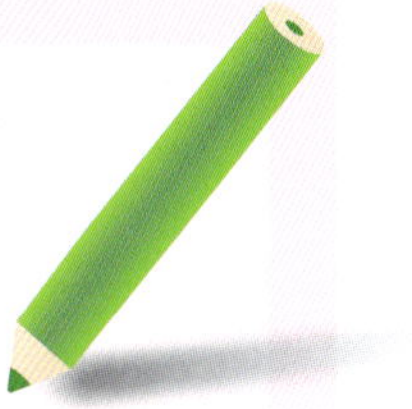

あなたはいくつあてはまりますか？
あてはまるものに✔をしてみましょう。

□ミニスカートをよくはく
□甘いものが好き・よく食べたり飲んだりする
□冷たい飲物をよく飲む
□弁当や惣菜を冷めたまま食べることが多い
□食材の旬を気にしたことがない
□冬でも冷たいものを食べたり飲んだりすることが多い
□睡眠不足である
□朝食を抜くことが多い
□運動不足だ
□冷暖房の効いた部屋にいることが多い
□おヘソの出る下着をつけている
□お風呂に入るよりシャワーで済ませることが多い
□「○○だけダイエット」などの極端なダイエットをすることがある
□生活の時間が不規則
□ストレスが多い
□昼食や夕食の時間が決まっていない
□暴飲暴食してしまうことがある
□痛み止めや解熱剤をよく服用する

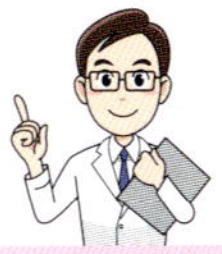

いくつ✔（チェック）がありましたか？

10個以上　すでに低体温である可能性が高い状態です。不調が続いているのではありませんか？　今すぐに生活を見直し、生活習慣を改めるとともに、積極的に体温を上げるための努力が必要です。

8～9個　低体温になる、あるいはなっているリスクが高いと考えられます。今すぐに生活を見直し習慣を改めて、体温を上げるための努力を始めましょう。

6～7個　低体温になりやすい生活パターンです。生活を見直し、できるところから、どんどん改めていきましょう。

4～5個　低体温のリスクは高くはありませんが、今の生活を続けるとリスクが少しずつ高まります。できるところから改めていきましょう。

3個以下　低体温のリスクは低い生活ですが、ストレスにならない程度にさらに改善するといいですね。

6 冷え性と低体温はどこが違うの？

低体温とは体の内部まで冷えていること

「体が冷えている」というと、「冷え性」をイメージするかもしれませんが、冷え性だからといって、必ずしも低体温であるとは限りません。また、低体温でも冷え性でないこともあります。

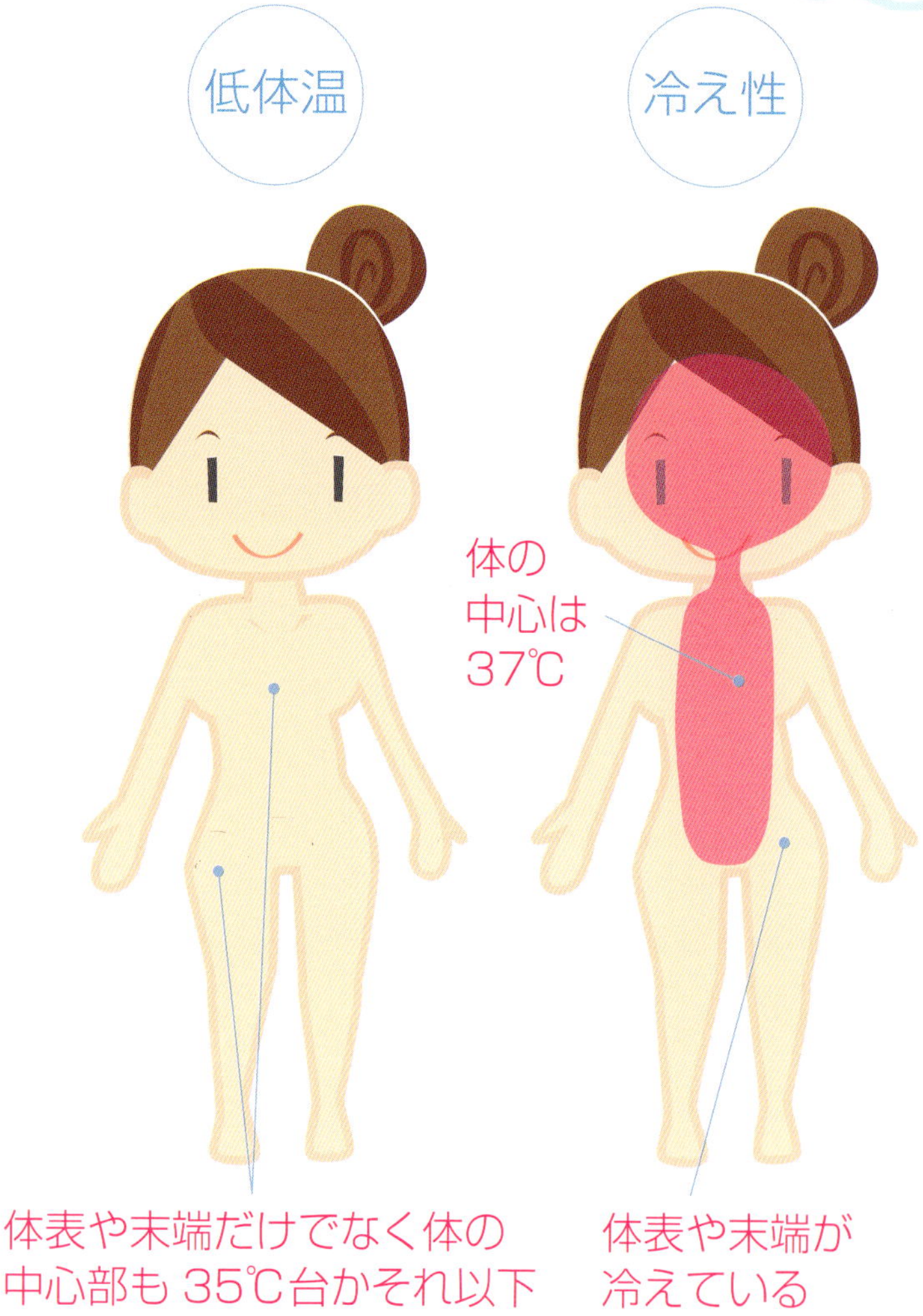
低体温
冷え性
体の中心は37℃
体表や末端だけでなく体の中心部も35℃台かそれ以下
体表や末端が冷えている

「冷え性」と「低体温」の最大の違いは何でしょうか。

　低体温とは、体内に熱エネルギーを作れない状態で、体表や末端だけでなく内臓周辺の温度まで、36℃を下回っています。

　一方、冷え性とは、自覚的あるいは他覚的に寒いとか冷たいと感じやすい体質のことです。熱エネルギーはつくられていて、体の内部の体温は37・0℃前後の温度を維持している場合もありますし、熱エネルギーがつくられていなくて冷えを感じる場合もあります。

冷え性の対策

冷え性改善に効果があるといわれている事柄を挙げてみました。

- ミネラルやビタミンを摂るために旬の野菜や食材を食べる
- 冷たいものを飲食しすぎない
- タンパク質の摂取
- 第二の心臓といわれるふくらはぎを使う運動
- お風呂にゆっくり浸かる
- タバコは急激に血管を収縮させるので、控える
- 寒さにあたることで、交感神経の活動が高まり、血管収縮のトレーニングになる
- 血行不良解消のためにふくらはぎのマッサージを行なう

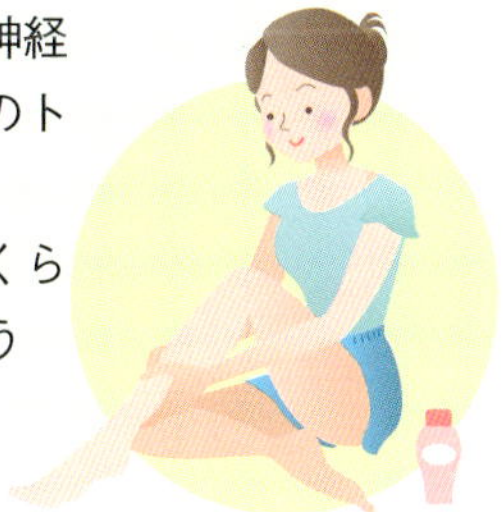

冷え性とは

冷えの症状としては、手足の冷えなど体の末端の冷え（末端冷え性）に伴い、特に女性の場合は、肌荒れ、生理痛、生理不順、頭痛、めまい、腹痛、体のだるさ、不眠などが起こります。

- ✔手足が冷える
- ✔肌が荒れる
- ✔頭が痛い
- ✔寝付けない

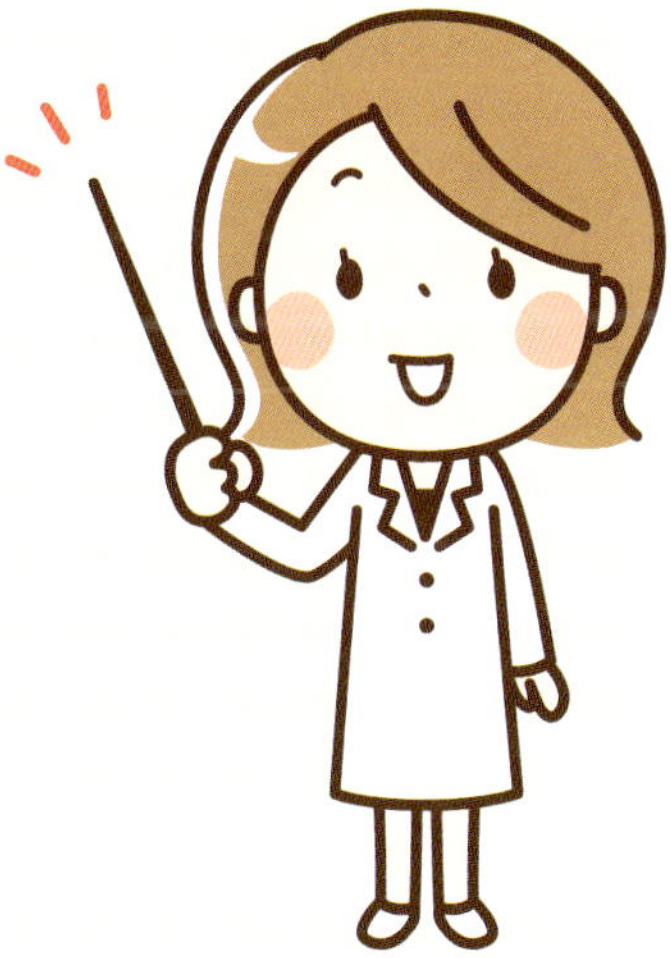

「冷えのぼせ」に注意

「頭寒足熱」という言葉がありますが、その逆の状態が「冷えのぼせ」です。下半身や体の中心は冷えているのに、上半身には熱が集まっています。顔がほてったりするので、「自分は暑がりだ」と思ってしまい、なかなか冷えの状態に気づきません。

次のような症状があれば、「冷えのぼせ」のサインです。

下半身が冷えている場合

- ✔顔が赤い
- ✔めまいがする
- ✔イライラする
- ✔肩こりがある
- ✔咳が出る
- ✔吐き気がある
- ✔のどが詰まった感じがする

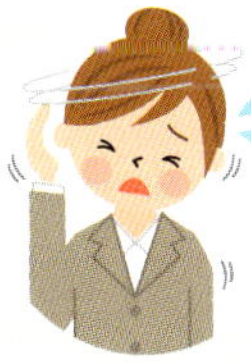

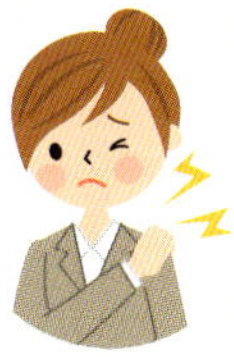

体の中心が冷えている場合

- ✔顔がほてっていてもお腹が冷たい
- ✔赤ら顔
- ✔鼻の頭が赤い
- ✔歯茎の色が濃い
- ✔唇が紫色っぽい
- ✔目の下にクマができる
- ✔生理不順や不正出血
- ✔青あざができやすい
- ✔痔による出血
- ✔クモ状血管腫
- ✔下肢静脈瘤

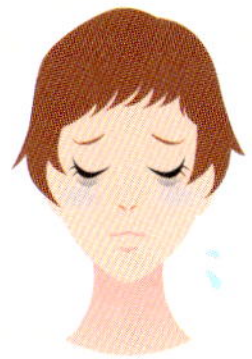

7 体温を上げるといいことは？

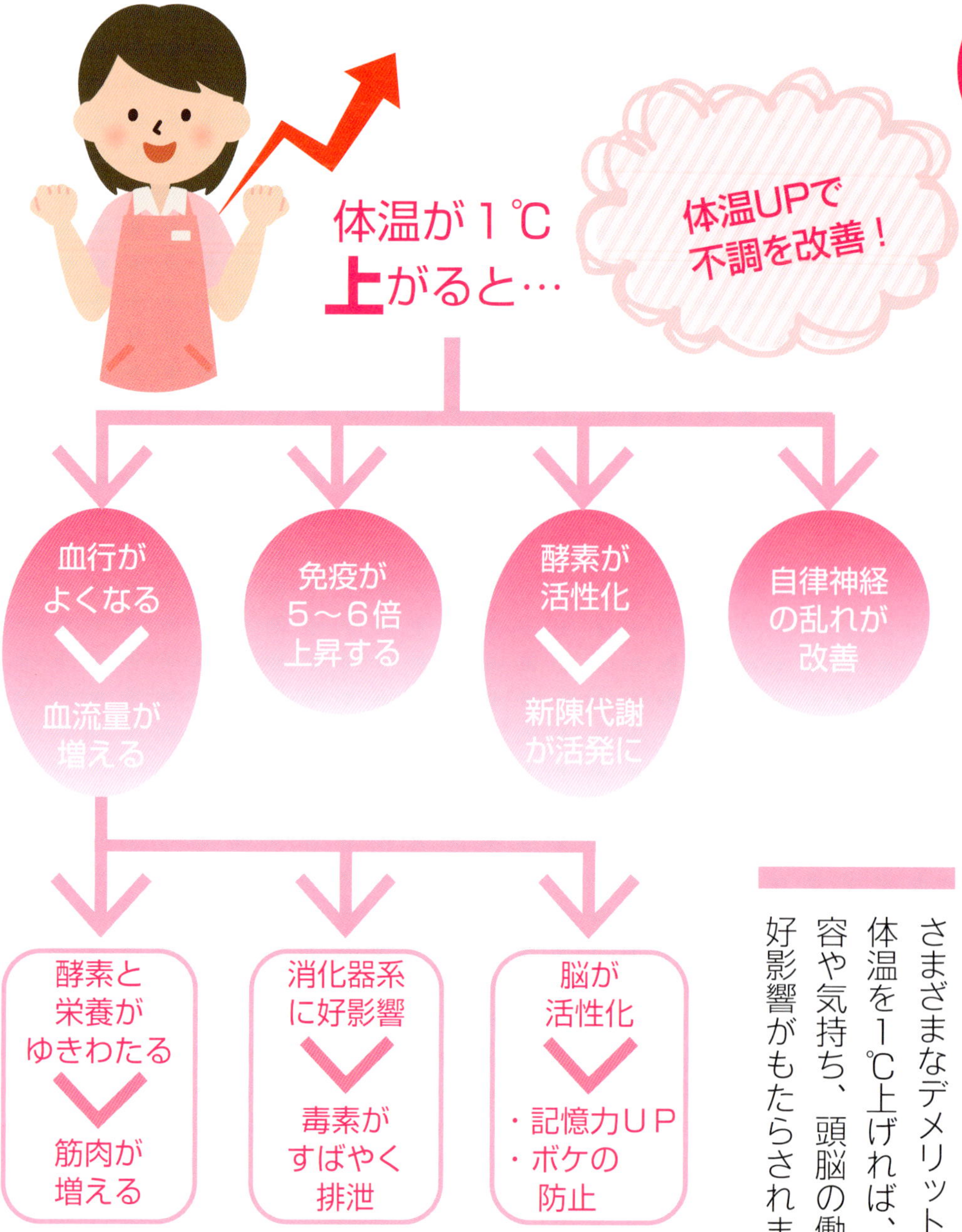

さまざまなデメリットがある低体温。逆に、体温を1℃上げれば、体調はもちろん、美容や気持ち、頭脳の働きにまでさまざまな好影響がもたらされます。

体温は、体のさまざまな機能と密接な関係を持っています。温度的な条件でいえば、体温が36・5℃以上になると、免疫が高まり、酵素が活性化するので、病気にかかりにくくなります。

また、熱を発生させる仕組みに関連して、血流量が増える、自律神経の乱れが改善されるといった影響もあります。

すると結果的に、冷え性の解消になることはもちろん、新陳代謝が活発になって肌が美しくなったり、基礎代謝量が増えて太りにくくなったりといったメリットも出てきます。

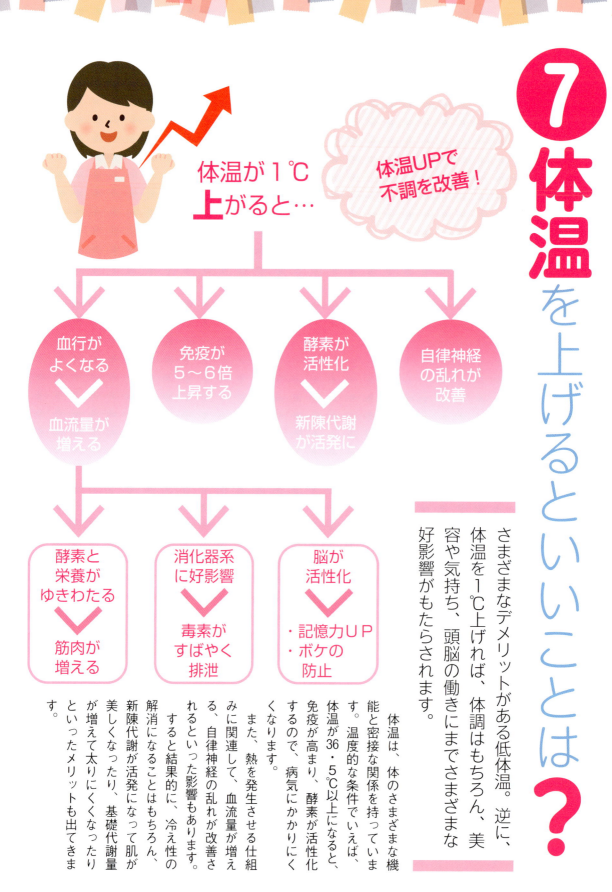

第 2 章

今こそ知りたい体温の正体

そもそも、動物に体温があるのはなぜでしょう？　また、体温とのどんな付き合い方が体の健康にいいのでしょう？　ここでは、意外と知られていない「体温の基本のキ」についてお話しします。

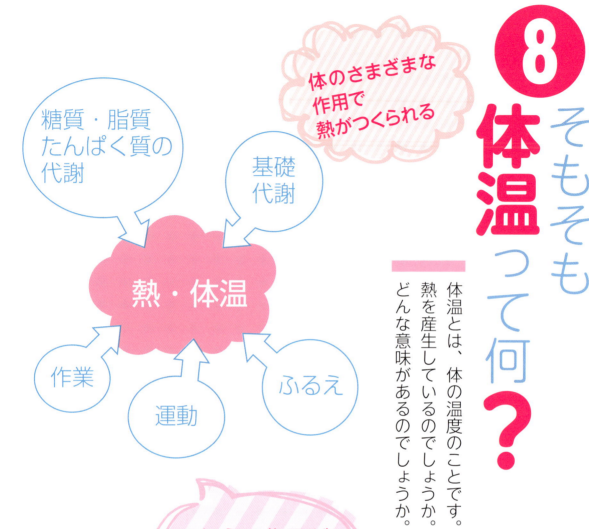

8 そもそも体温って何？

体温とは、体の温度のことです。そもそも、体はどのような仕組みで熱を産生しているのでしょうか。また、体が熱を産生することには、どんな意味があるのでしょうか。

体のさまざまな作用で熱がつくられる

これらの作用がうまく働かないと熱が生じない！

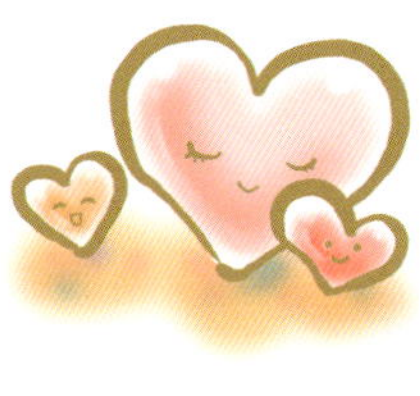

体温を正しく定義すると、心臓から送り出された血液の温度のことです。体が温まるのは、熱によって温められた血液が全身を巡るからです。

筋肉を動かして作業や運動をすると体が温まりますが、安静にしているときも体の中ではさまざまな機能が働いて熱が産生されています。

代謝によって、食べ物から摂取したエネルギーを消費するなど、生命活動を維持する働きにともなって発生する熱も、体を温めるうえで重要な役割を果たしています。

平熱って？

普段の体温ではなく、体が健康でいるときの体温が平熱です。

したがって、普段通りの体温であっても、アレルギーをはじめ何らかの症状が出ているようなら、低体温を疑ってみるべきでしょう。

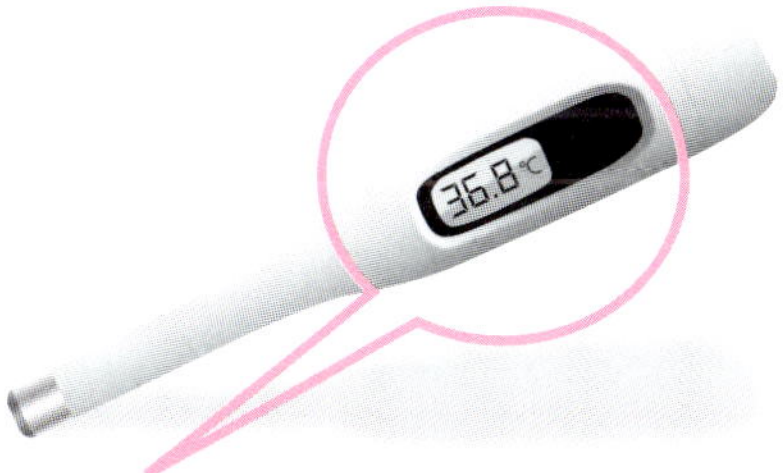

38.0 発熱の目安
（健康な状態よりも1℃体温が上がった温度）

37.0 健康な状態

36.0 ふるえによる熱産生が起こる

35.5 自律神経失調症やアレルギーの症状が現われる

35.0 がん細胞がもっとも増殖する

34.0 溺れた人の生命が回復するための限界体温

33.0 凍死直前に幻覚が現われる

30.0 意識消失

29.0 瞳孔拡大

27.0 死体の温度

体温をつくる部位

体温をつくる役割をもった臓器はありません。体の熱は、どこか一ヶ所ではなく体の中のさまざまなところでつくられています。

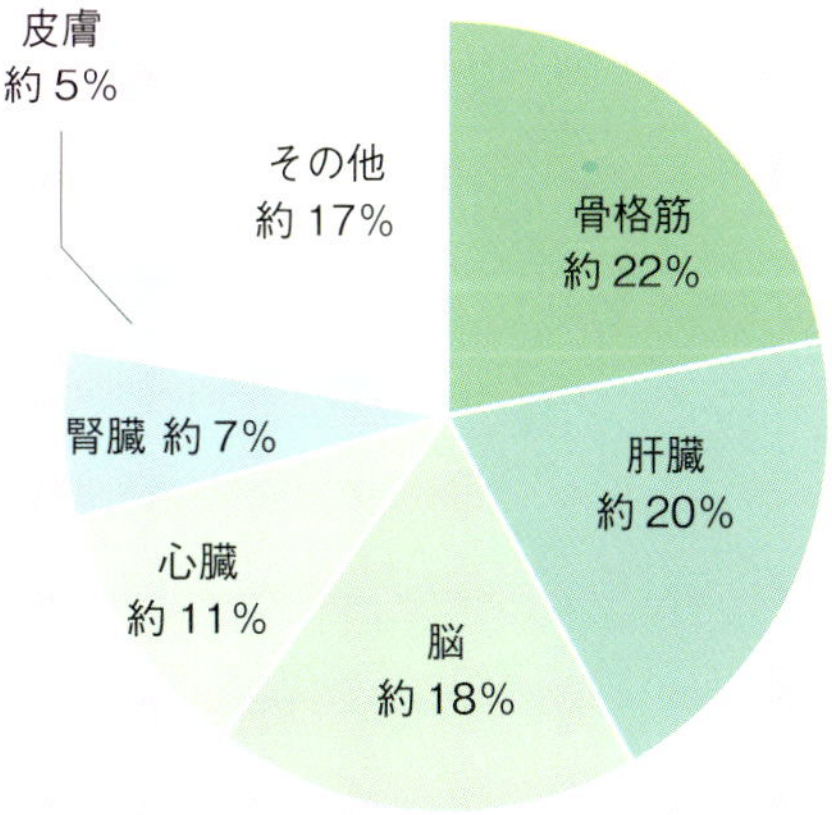

部位別熱産生の割合（安静時）

人によって違う平熱

体温には個人差があり、一般的に子どもは高め、高齢者は低めといわれています。

子どもは熱産生が活発ですが、体温調節機能が未熟なので、発熱しやすい傾向があるほか、ちょっとしたことでも体温が変動しやすいのです。

一方、加齢とともに熱産生は弱まり、体温調節機能も低下してくるので、高齢者は体温が低い傾向にあります。

また、年齢が同じでも平熱には個人差があります。

9 体温って体のどこの温度を測ればいいの？

ひとくちに「体温」と言っても、正しい意味合いや正確な測り方は、意外と知られていないものです。ここでは、体温の基本的な事柄や正しい測り方について、お話しします。

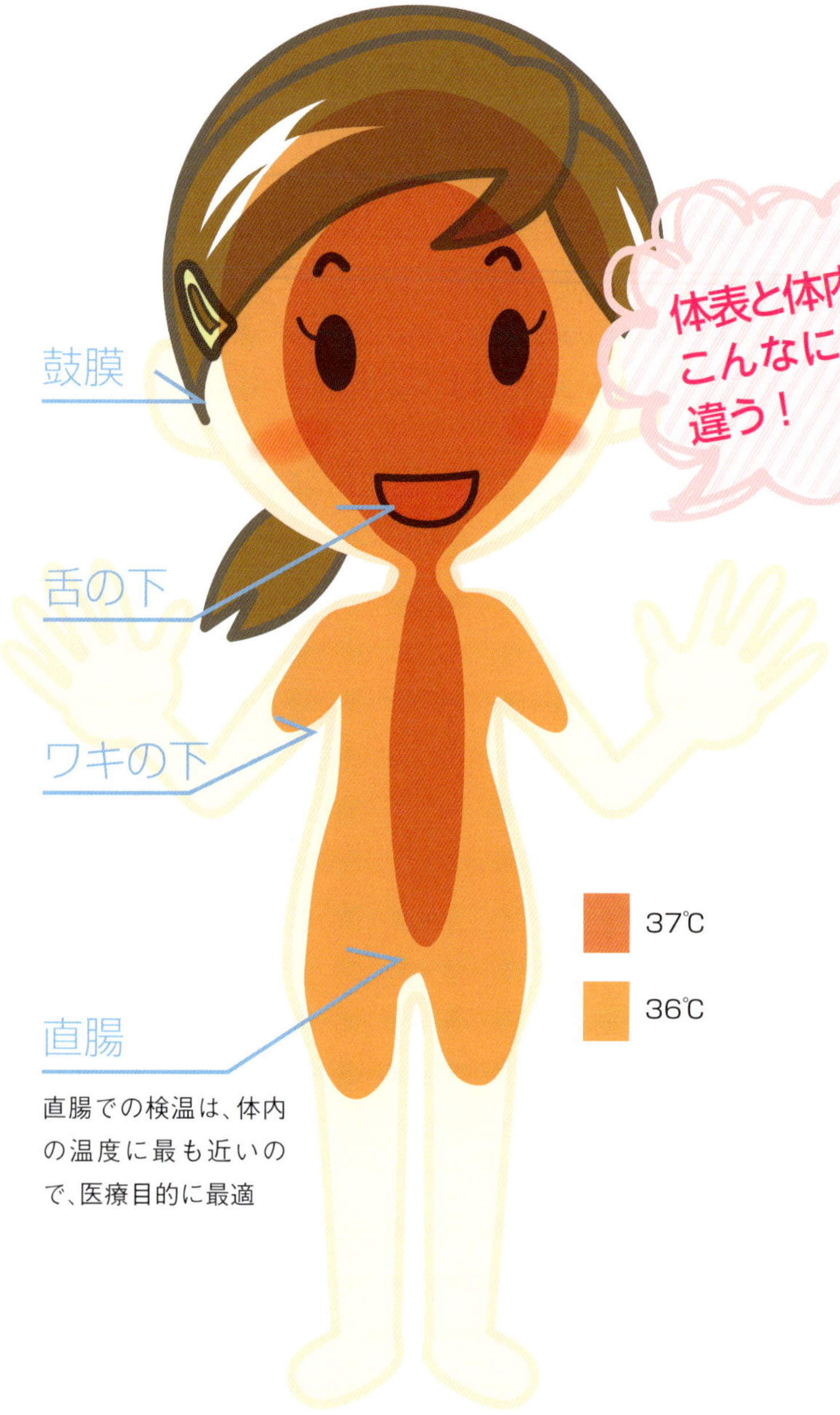
体表と体内では、こんなに温度が違う！

直腸での検温は、体内の温度に最も近いので、医療目的に最適

人間の体の温度は、表面と内部では異なりますし、部位によっても異なります。

また、同じ体表でも、体の末端は季節や環境の影響を受けますし、体の内部は臓器の働きを保つために安定しているのです。

体温を測るには、体内の温度を測ります。そのために計測部位として有効なのがワキの下や口の中の舌下、耳の中であり、病院では直腸などです。

ワキは体の表面ですが、ワキを締めることで体内の温度が反映されます。

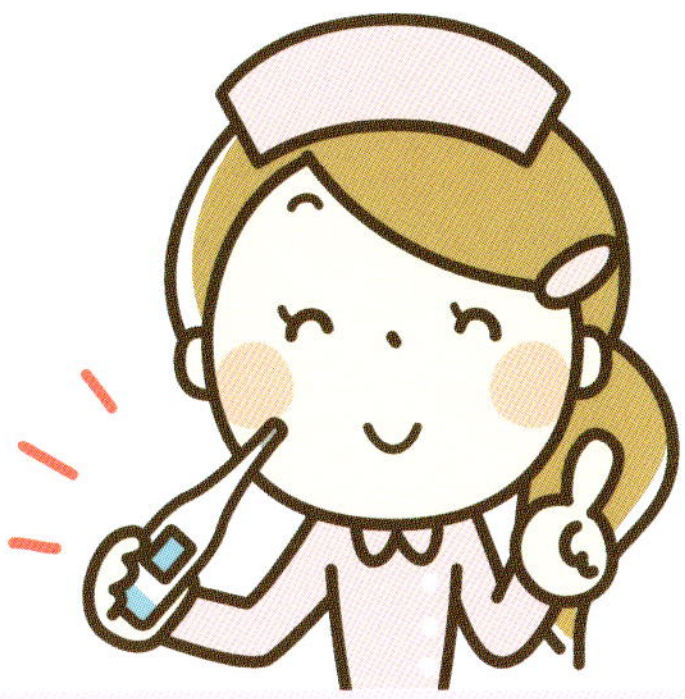

ワキでの正しい検温方法

1. ワキのくぼみの中央に体温計の先端をあてます。
2. ワキをしっかり閉じます。体温計の先端を、下から斜め上（約30度）に向けて、押し上げるようにあてます。
3. 体温計をはさんだ腕のヒジを、逆の手で軽く押さえます。
4. 水銀体温計は10分以上、電子体温計は電子音が鳴るまでじっとしています。

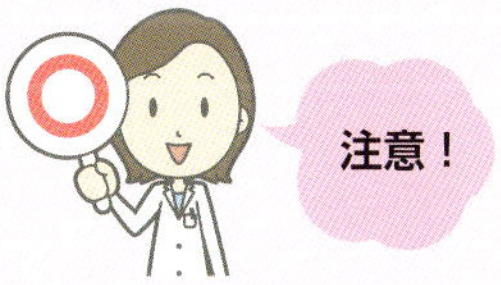

✖ ワキが開いていると温度が下がってしまうので、ワキをしっかり締めて、ヒジをわき腹に密着させましょう。

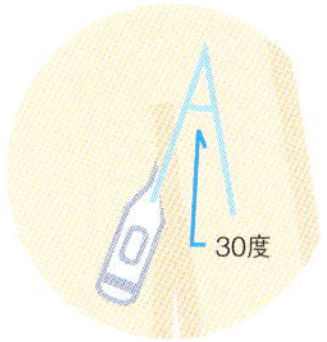

体温計の先端を下から斜め上（約30度）に向けて押し上げるようにあてます。

○ 手のひらを上向きにするとワキが締まります。

○ 検温前には、必ずワキの汗をしっかり拭きとりましょう。汗が蒸発する気化熱で皮膚の熱を奪ってしまいます。

口での正しい検温方法

1. 舌の裏の奥にあるスジのすぐ横に体温計の先端をあてます。左右どちらでもかまいません。
2. 体温計を差し入れ、口をしっかり閉じます。
3. 水銀体温計は５分以上、電子体温計は電子音が鳴るまでじっとしています。

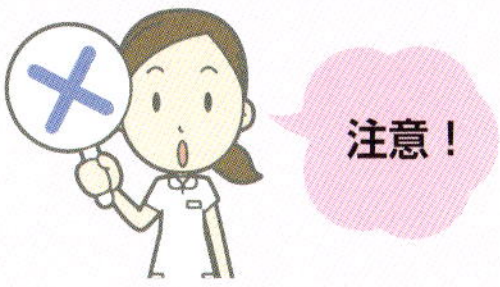

✖ 熱いもの・冷たいものの飲食後の検温を避けましょう。

✖ 体温計を噛むと危険です。

✖ 乳幼児、精神障害のある人、口腔内に疾患のある人などには適しません。

体温計の種類

○水銀体温計
利点は、外気温の影響を受けにくいこと。

○電子体温計
メリットは、測定時間が早いこと。

○赤外線体表温度計
他の体温計との計測値とは差が出る場合があるが、肌に接することなく使用できる。

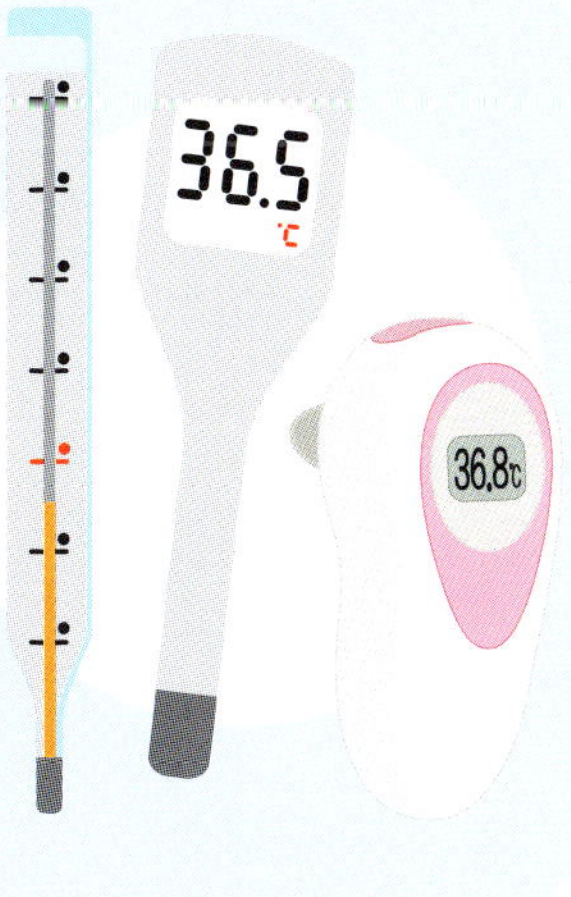

検温の基本的な注意

✖ 飲食、入浴、運動、外出などの直後30分くらいは環境に影響されているので、検温に適しません。

○ 検温中は動かないようにしましょう。

✖ 体温計を途中で取り出してはいけません。取り出したときは、最初からやり直しましょう。

○ 体温計の種類や、計測する部位に合わせて、測定時間は正確に。

10 37℃でも平熱？ それとも発熱状態？

体温が37℃以上になると「熱がある」「発熱した」などと言いますが、これはどういう現象なのでしょうか。また、発熱していない平熱の状態とはどういう状態を示すのでしょうか。

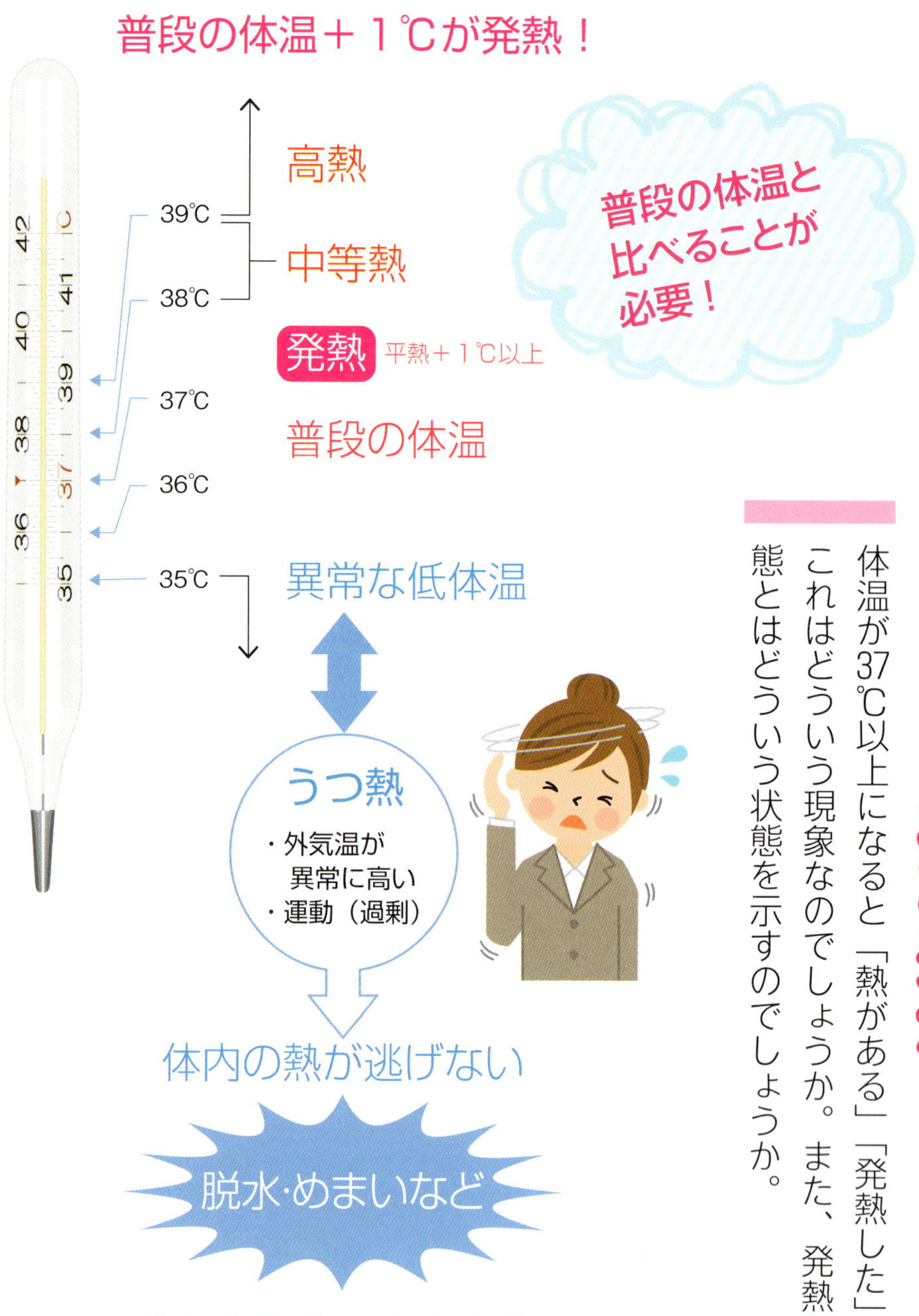

ワキの下で正しく体温を測った場合、10歳～50歳の日本人の7割以上の平熱（健康なときの体温）は、36～37℃の範囲にあるといわれています。もちろん、平熱には個人差があるので多少の差異はあります。

発熱とは、体温調節中枢の指令が原因で、熱の産生と放散のバランスが平熱のようにはいかなくなり、平熱よりもおおむね１℃以上、体温が上がった状態をいいます。

発熱の要因

発熱の要因はさまざまです。一番わかりやすい要因は、ウイルスや細菌などが体に侵入した場合です。ウイルスなどを攻撃するために、免疫が働きます。免疫が働きウイルスなどとの戦いが始まると、体温が上がります。ほかに、アレルギー疾患、脳卒中などによる体温調節中枢への影響や、薬剤の副作用、悪性腫瘍（がん）などが発熱の要因になります。

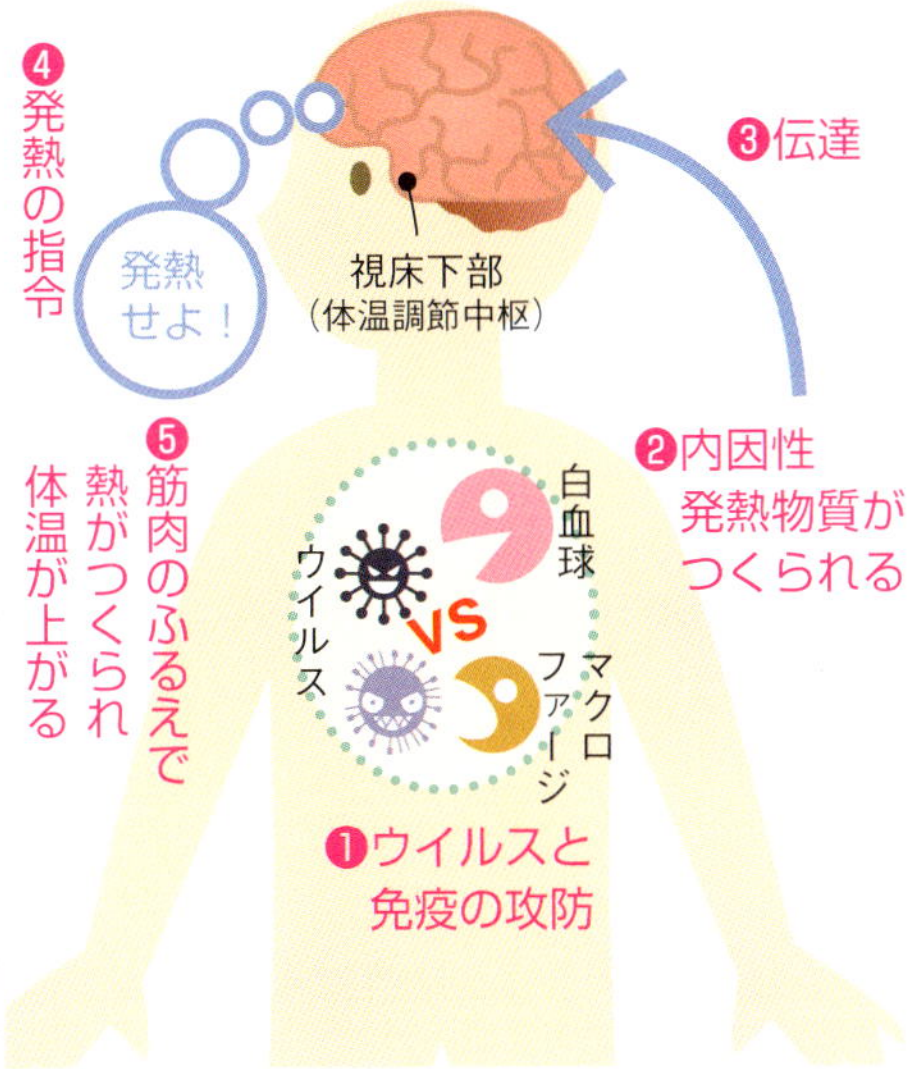

37℃が発熱の目安というのは誤解

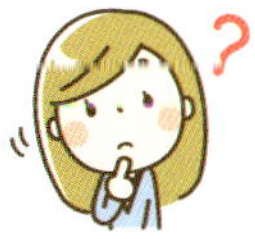

体温を測って、37℃以上になっていると、「発熱した！」と考える人が多いかもしれませんが、それは誤解です。水銀体温計の37℃を示す数字が赤いので、37℃が発熱の目安だと間違える人が多く、いつの間にか誤った知識が広まってしまったのです。医学的には、発熱のラインには個人差があるとされ、37℃は平均的な平熱の範囲内です。

理想は36.5℃以上

新陳代謝や酵素、腸内細菌など、体の器官が正常に働くために活躍している機能や化学反応が活性化するには、36.5℃以上の環境であることが大切です。低体温になると、活動が弱まり、不具合が出てきます。

一方、高熱の場合ですが、体力や食欲に問題がない場合は、39℃くらいなら解熱の必要はないとされています。37℃以上の体温はかえって免疫力が高まるともいわれていますし、がん細胞は43℃以上で死滅するといわれています（ちなみにがん細胞が一番増殖するのは35℃といわれています）。

したがって、理想的な体温とは、36.5℃以上といえるでしょう。

うつ熱とは

高体温の状態には、発熱ではない「うつ熱」という状態もあります。

これは、体の中に熱がたまった状態で、体温調節中枢とは関係なく起こるものです。

外気温の異常な高さによって体内の熱をうまく逃がせない場合や、熱を逃がす限界以上に運動した場合などに起こります。

うつ熱の状態では、脱水、疲労感やめまいなどの症状が現われます。

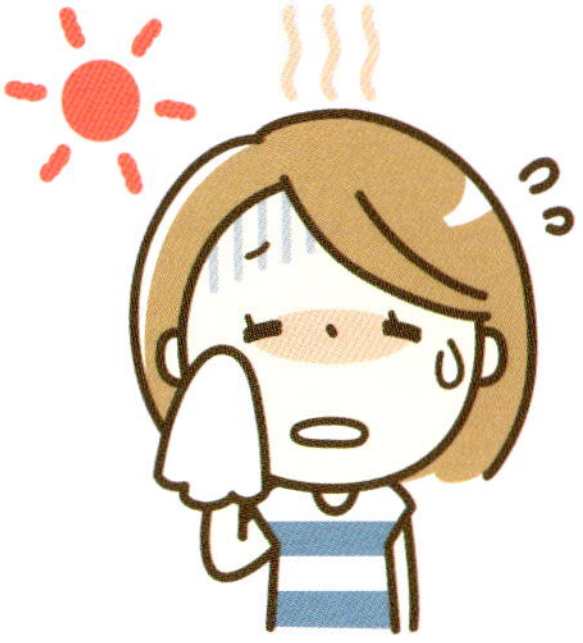

11 体温はどこまで気にすればいい？

体温管理が健康のためのいちばんの基本となるのは、「人間が生きている証拠を見極めるサイン」だからです。体温の違いによってその人の健康状態を把握することもできるのです。

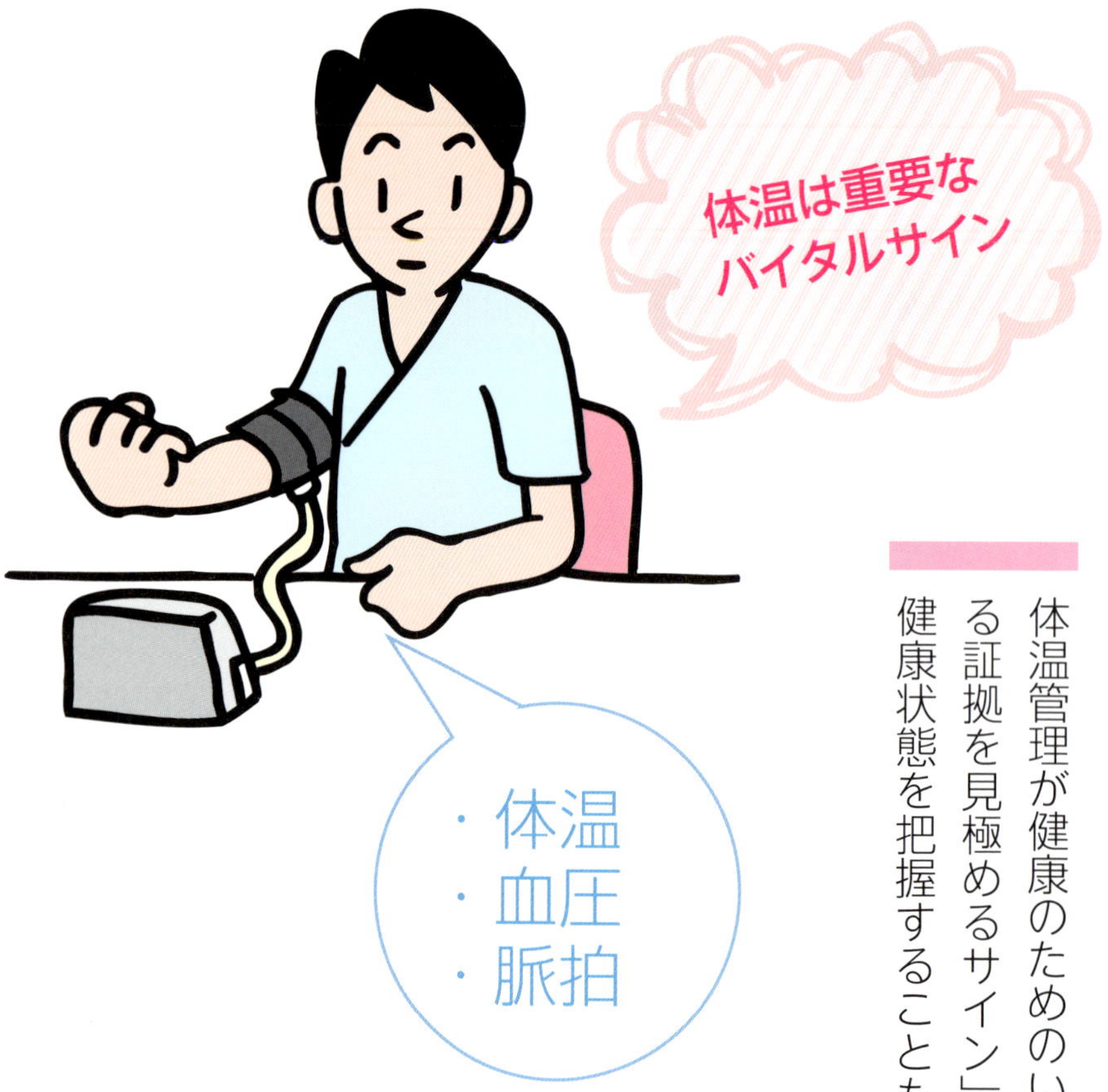
体温は重要な
バイタルサイン
・体温
・血圧
・脈拍

バイタルサインとは

バイタルとは「生命の」「活気のある」という意味で、バイタルサインとは「生きている」というしるしのことです。体温、血圧、脈拍などがバイタルサインです。

体温は、脈拍や血圧、呼吸数とならぶ、健康のモノサシのなかでも一番手軽な体調チェックの手段です。ですから、自分の平熱（健康なときの体温）を知ることは、血圧の正常値を知ることと同じくらい大切ともいわれています。

平熱を知っていれば、体温の変調によって体調の変化に気づくことができるからです。

日本では日頃の体温が35℃台の人が増えています。36・5℃より大幅に低い場合には、低体温の疑いがあります。

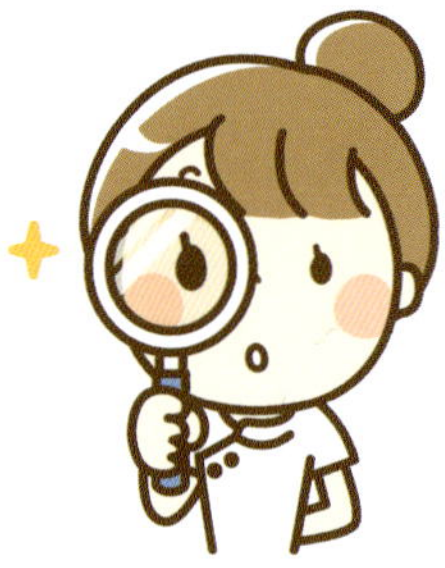

基礎体温計と女性ホルモン

基礎体温とは、体が動き始める前の、一番安静な状態にあるときの体温です。

この基礎体温を測るための基礎体温計では、小数点以下2ケタという、体温のわずかな違いまで測れます。

女性の性周期のサイクルに応じた、体温の細かい変化も測れるため、一般に「婦人体温計」とも呼ばれています。

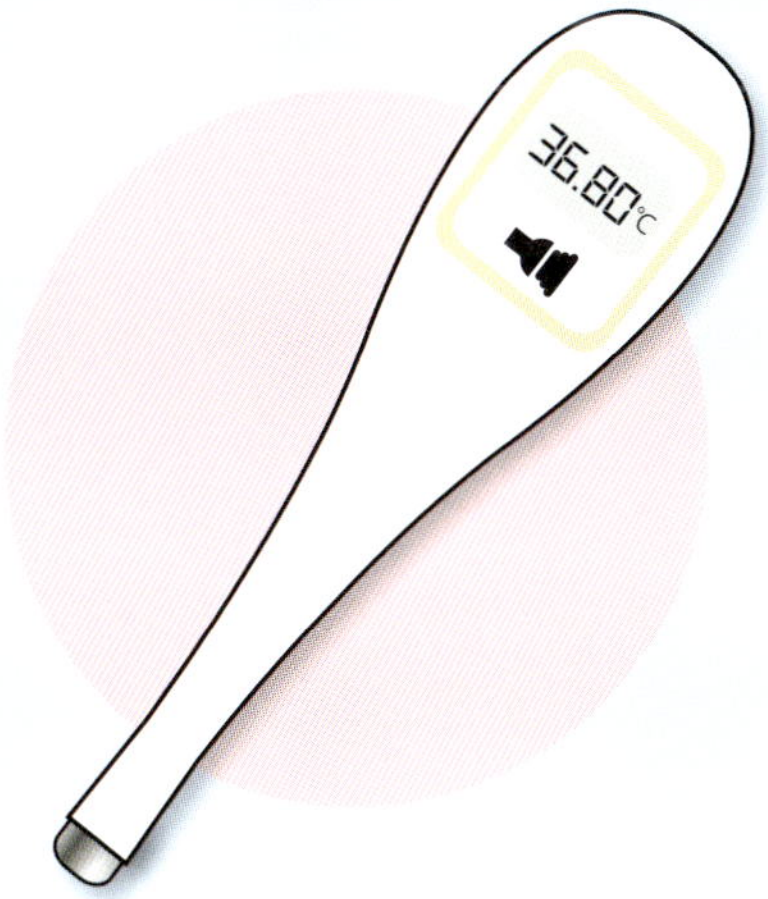

基礎体温を継続的に測定し、グラフに記録すると、生理や排卵など、女性の体をコントロールしている女性ホルモンの動きを確認できます。

体のリズムが把握できるので、妊娠コントロールや健康管理、婦人科系の疾病の発見などにも役立ちます。

基礎体温を測るには、毎朝一定の時刻に床に横たわった状態のまま計測するのがベストです。

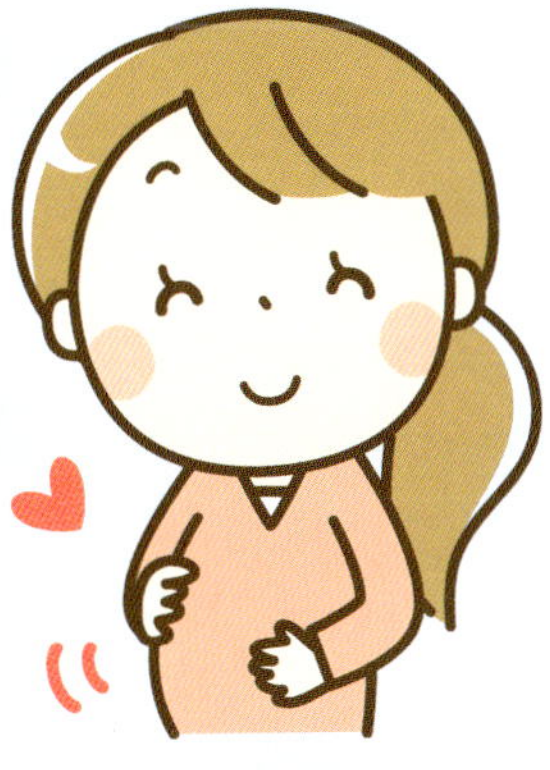

平常時から体温をチェックしよう

一般に体温を測るのは、発熱しているかどうかを調べる際です。

しかし、体温は健康状態に密接しているので、平常時から体温を計測する習慣をつけておくとよいでしょう。

体調不良の早期発見にもつながりますし、子どもや高齢者の場合は、集中力がなくなる、物忘れが進むなどの生活上の問題点を、早期に解消するうえでも役立ちます。

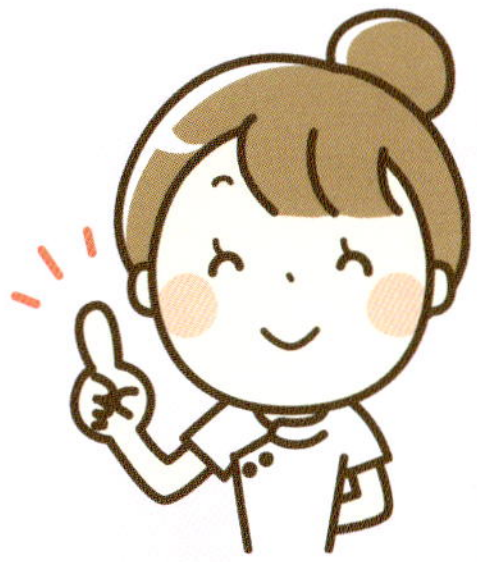

体温のチェック方法

平熱を知りたいときに体温を測定すべき時間は特に決まっていませんが、定期的に検温するには、毎回同じ時刻に測定することが重要です。

一方、基礎体温は体が動き始める前の安静な状態で測らなければなりません。

- ○正しい測り方である
- ○毎回同じ部分で測る
- ○計測するときにはあらかじめ、計測部位に傷などがないかを確認する
- ○感染症を広げないためにも、衛生面には特に注意
- ×口腔や直腸で測る場合は、使い回しをしない
- ○自分専用の体温計を用いるようにするとよい

12 人の体は暑さよりも寒さに適応しにくい？

熱をつくるほうが難しい!!

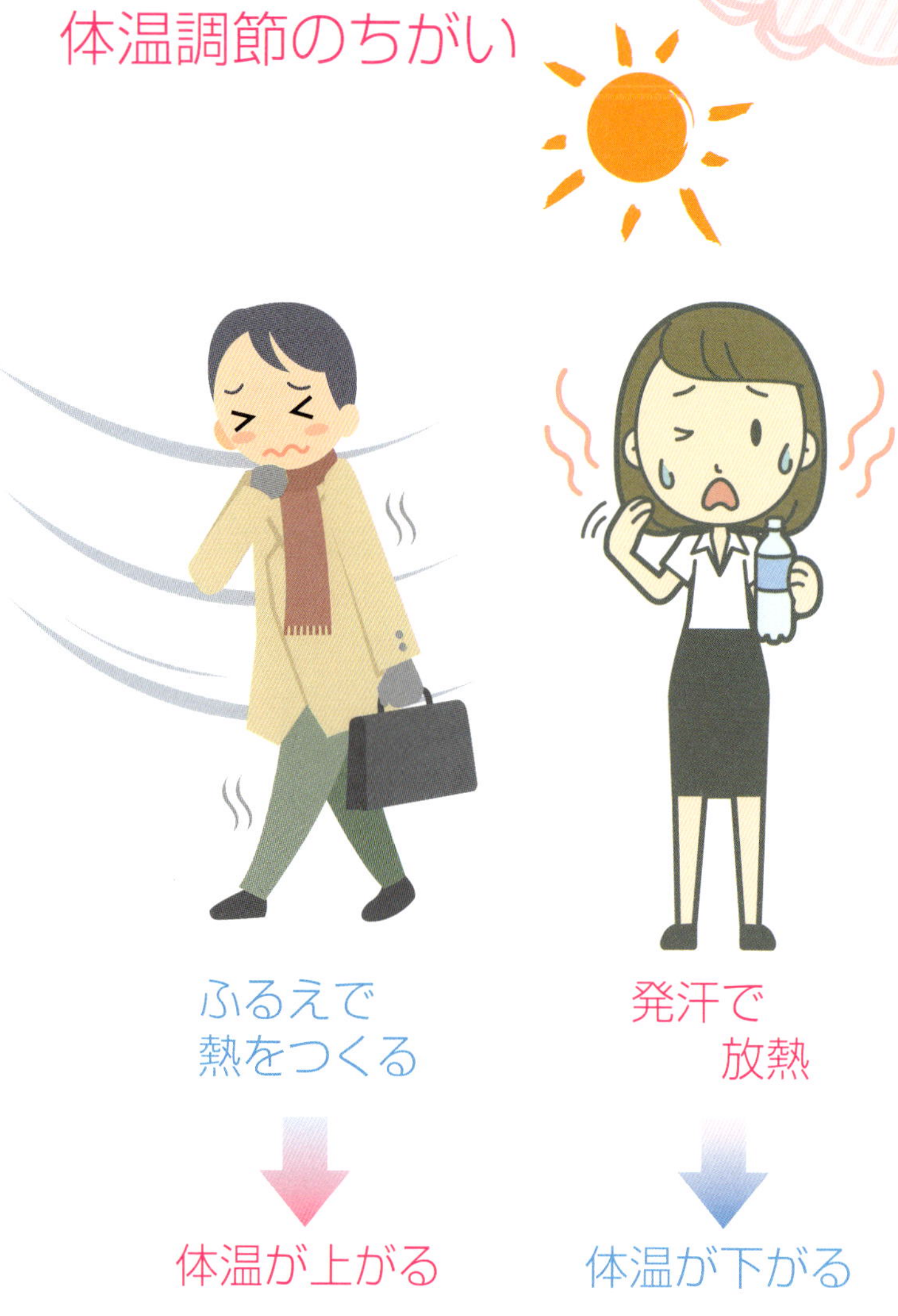
体温調節のちがい
ふるえで熱をつくる
体温が上がる
発汗で放熱
体温が下がる

実は、人間の体は、暑さよりも寒さに弱くできています。それは、人間の体の仕組みでは、熱を発散して体温を下げるよりも、熱をつくって体温を上げるほうが難しいからです。

一般的に、人は暑い環境に対しては、発汗などの放熱作用によって体温調節を効果的に行なうことができます。一方寒い環境に対しては、熱が逃げないようにするほかは、いつも以上に熱を産生するくらいしか対処の仕様がありません。人の体は暑さを和らげるのは得意ですが、寒さに対抗するのは苦手なのです。

また、高齢者は気温の状態を感じ取る能力が衰えてくるうえ、体温調節の働きも充分ではなくなってくるので、低体温症や熱中症にかかりやすくなります。

寒冷下のふるえ

寒いときに体がふるえるのは、体温を維持するための体の自然な働きです。骨格筋の内側と外側の筋肉が同時に振動して起こります。

この運動によって体温は上がりますが、長時間続くと体力を消耗しますし、ふるえだけで体温を回復することが難しい場合もあります。

熱放散

体内でどんどん熱がつくられていても、体温が上がりすぎずに済んでいるのは、同時に熱を冷やすよう、体が働いているからです。

このことを、熱放散といいます。

熱放散には、体から熱を発する「輻《ふく》射《しゃ》」、「伝導」「蒸発」の3通りの方法があります。

輻射とは、体から電磁波（赤外線）を放射することです。

人の体に手のひらを近づけると温かさを感じますが、これは、体から赤外線が出ているためです。

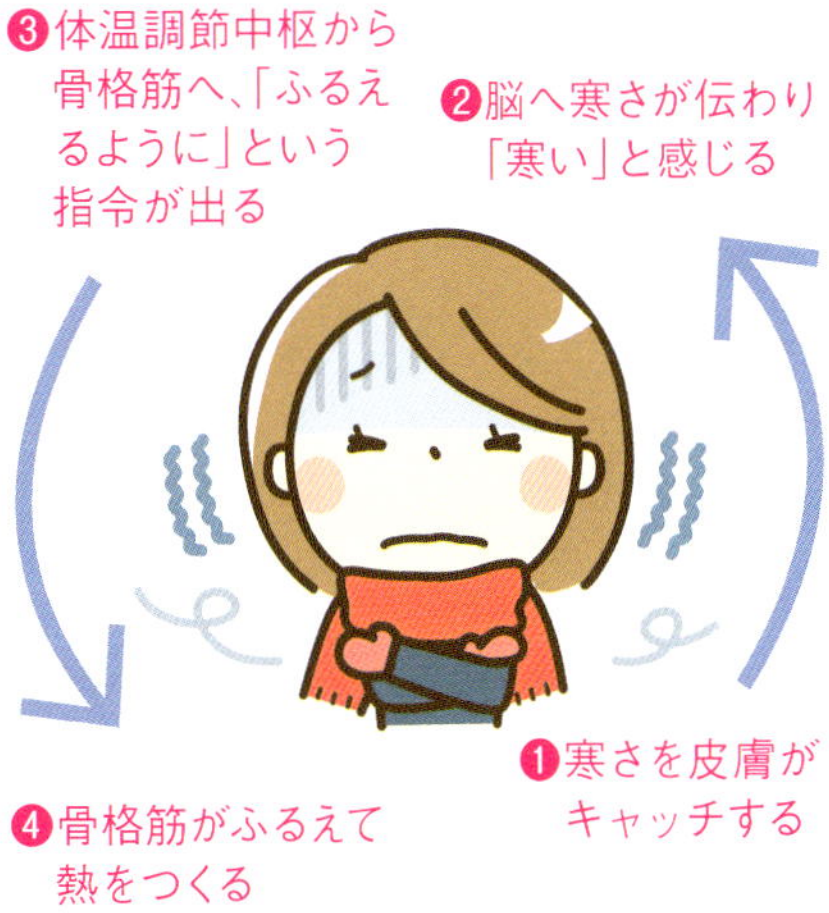

❶寒さを皮膚がキャッチする
❷脳へ寒さが伝わり「寒い」と感じる
❸体温調節中枢から骨格筋へ、「ふるえるように」という指令が出る
❹骨格筋がふるえて熱をつくる

熱の伝導と気化熱

熱い手で冷たいペットボトルのジュースを持っていると、やがて中身のジュースはぬるくなります。

このように、体の熱が低い温度のほうへうつることを、熱の伝導といい、体を冷やすしくみの一つとなっています。

熱を伝導するだけで体温が下がらない場合には、体は汗をかきます。打ち水と同じように、水分が蒸発するときには、熱を奪うからです。

この現象を気化熱といいます。よく、汗をかいた後に「汗が冷えて寒い」などと言いますが、これは汗が熱を奪ったために起きることです。

恒温動物と変温動物

体内で熱をつくりだせたり、熱を逃がしたりできると、外部の環境の温度にかかわらず、体温を一定に保つことができます。

この機能をもつ動物のことを「恒温動物」といいます。人間も、ほ乳類や鳥類などと同じ恒温動物です。

一方、体内で熱をつくりだせない動物は、気温の変化に合わせて、自分の体温も変化させます。

こうした動物のことを「変温動物」といい、は虫類、両生類、魚類など、ほ乳類と鳥類以外のたいていの動物は変温動物です。

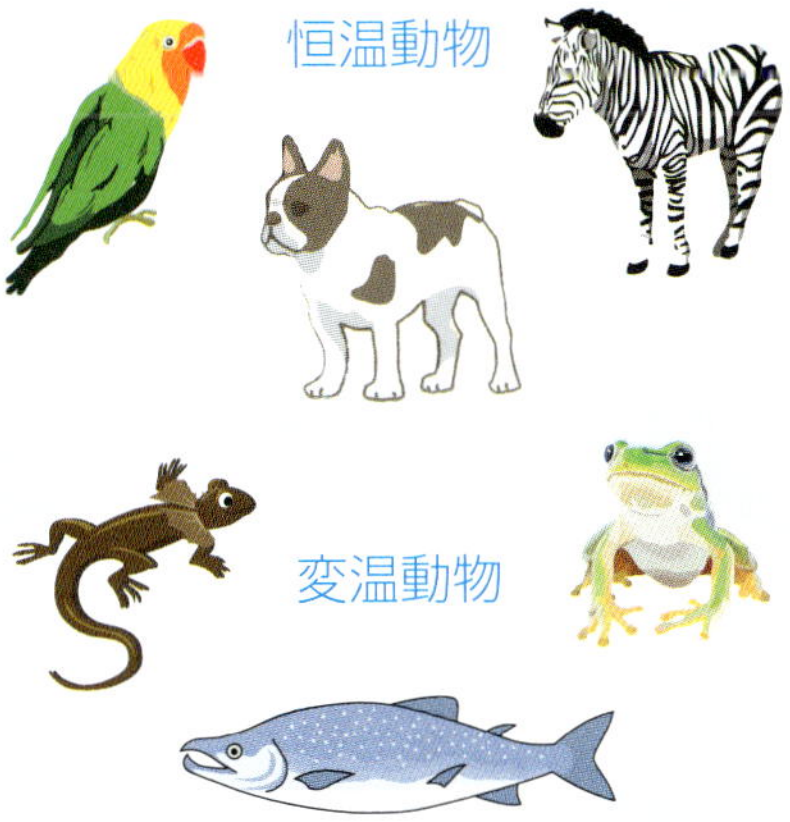

恒温動物
変温動物

13 体温は一日中同じまま？

人間は恒温動物だけど……

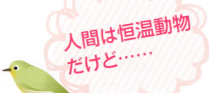

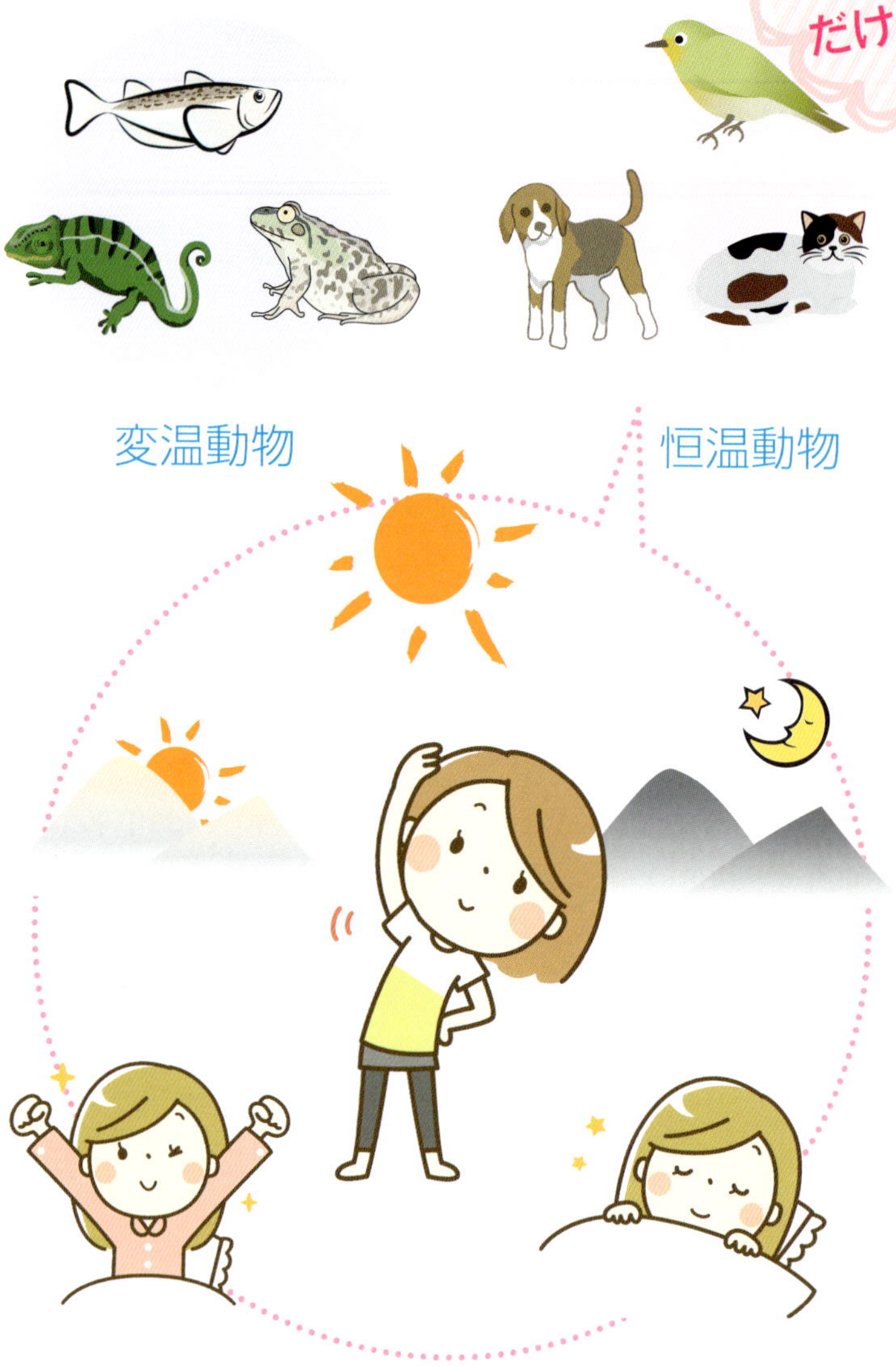

1日の体温の差は1℃

人間には、朝、昼、夜の時間の経過に合わせた、体温の変化のリズムがあり、1日に1℃以内の幅で上下します。また、時間だけでなく、運動、気温、食事、感情の変化、女性の性周期によっても、変わります。

体温は一日中同じではなく、1日24時間のなかで変動しています。

そこで、平熱を調べるには、起床時、午前10時〜12時頃、午後4時〜6時頃、就寝前の計4回の体温を測り、それぞれの時間帯での平熱とします。

なお、食事の直後は体温が上がるため、検温のタイミングは、食前や食間がよいでしょう。

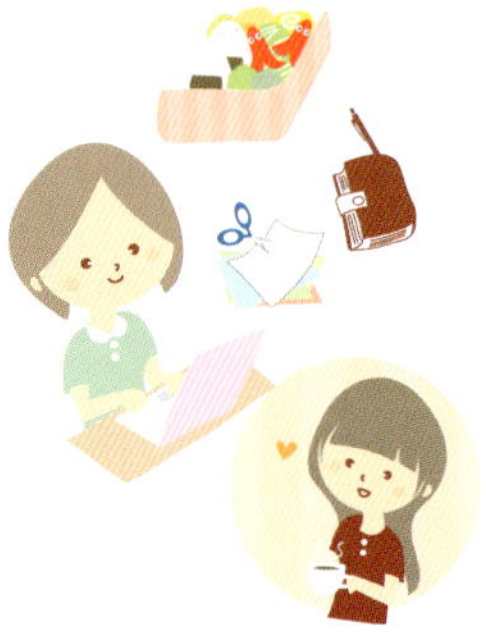

体温の変化

人間の体温は、起床時が1日で最も低く、夕方にかけて上昇し、就寝前には徐々に下がります。

個人差はあるものの、1日の体温の差はおおむね1℃以内といわれています。

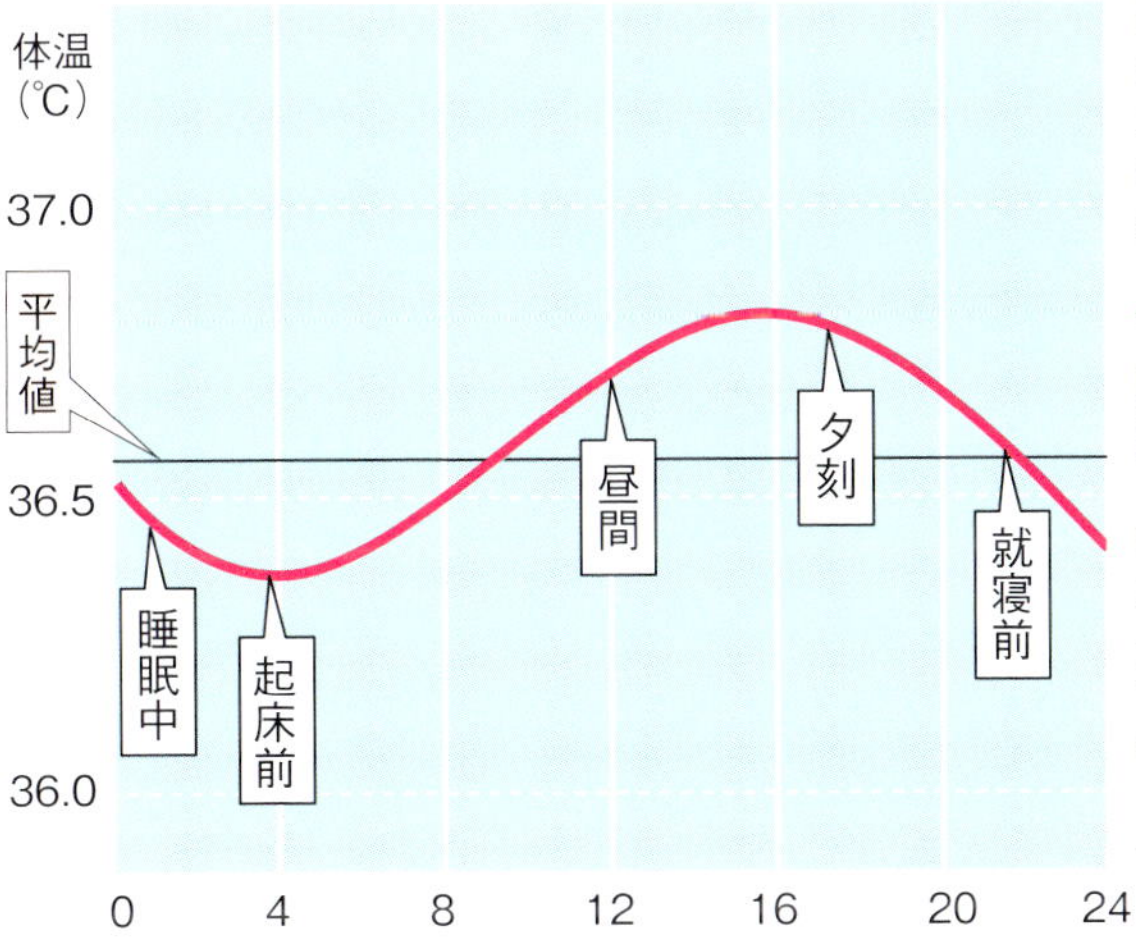

体内時計と体温

1日の体温の変動は、約24時間周期で変動する「サーガディアンリズム」、いわゆる「体内時計」によって起きています。

体内時計は明暗サイクルに関係していて、主に睡眠と覚醒や、摂食に関係して働きます。時差ボケはこの体内時計の乱れによるものです。

体内時計を整えるには、朝食をきちんと摂ることや、午前中から体を動かすことなどが大切だといわれています。

うつと低体温

心療内科の医師の報告によれば、うつの患者の体温を調べると低体温の人が大半だということでした。

うつになると、朝から昼にかけて体のだるさを訴える傾向にあるようです。

寝ている間に下がった体温が、この時間帯に再び上昇していくのが体の正常なメカニズムですが、うつになると体温が下がったままの患者が多いとのこと。

そこで、体を温めたり体温を上げたりすることで、まず体調を整えていく治療も行なわれているそうです。

女性の基礎体温

健康な女性の基礎体温は、月経、卵胞期、排卵期、黄体期という性周期に伴って、25～38日にわたって高温期と低温期のパターンを繰り返します。

一般的に、卵胞期の終わり頃から体温が上昇し、排卵期と黄体期にかけて高温となります。そして月経が始まると低温に戻ります。

また、妊娠すると低温期に戻ることなく高温期が続きます。

高温期と低温期の温度差は0・3℃以上といわれていますが、差が明らかでない場合は、排卵していない可能性もあります。

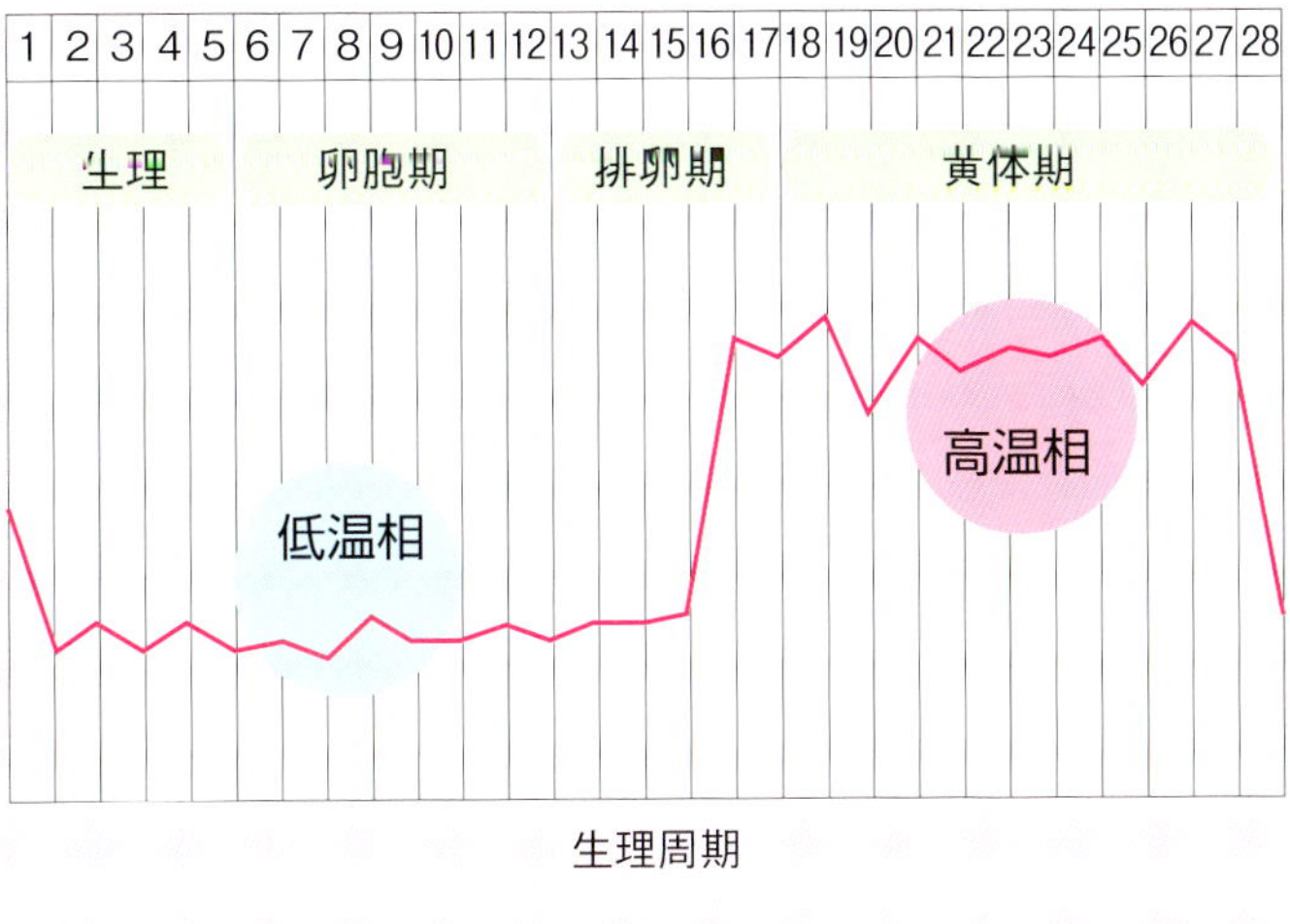

生理周期

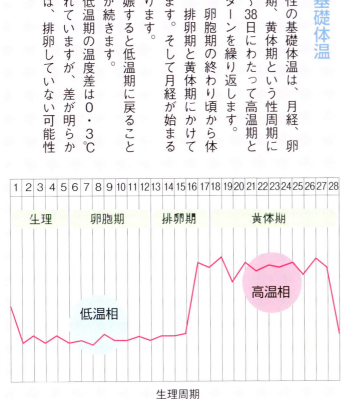

14 体温調節は体のどこで行なっているの？

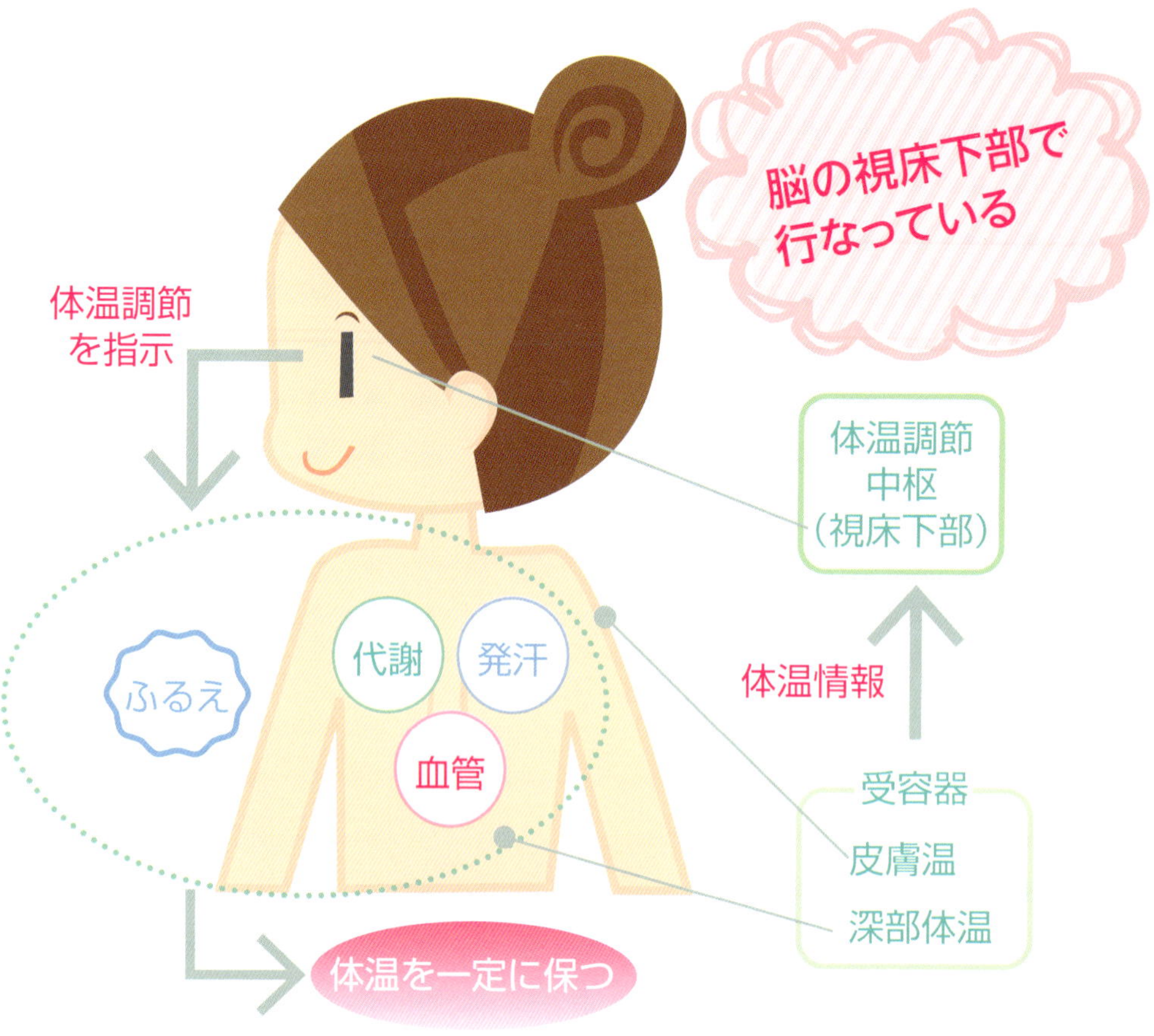

風邪をひくと熱が出るのは、ウイルスなどは低温のほうが繁殖しやすく、ウイルスから身を守る白血球や免疫機能は高温のほうが活発に働くからです。その調節機能が、「体温調節中枢」です。

体温の調節機能である「体温調節中枢」は、脳の視床下部にあります。ここから体温を調節する指令を出して、体温を一定に保とうとしているのです。これが平熱です。

体にウイルスや細菌が入ると、ウイルスや細菌と戦うために、体温調節中枢は、平熱よりも高めの温度に調整する指令を出します。すると指令を受けた骨格筋はふるえて熱をつくり、血管は収縮して体の熱を逃がさないようにして、体温を上げようと調整します。

ウイルスや細菌が取り除かれると、今度は元の温度（平熱）にリセットする指令が出て、体は体温を下げようと調整します。その一つが、熱を逃がすための発汗です。

寒気を感じるのに発熱するのは?

風邪のひき始めのときに、寒気を感じることがあります。これは、ふるえによって熱をつくっているからです。そのときは、体を冷やさず熱をつくりやすいように、衣類や温かい飲み物で体を温めるとよいでしょう。

第 3 章

体温を上げる10の方法

「どうやって体温を上げればいいの？」　そんな疑問にズバリ、お答えいたします。体温を上げる方法は、一つではありません。自分に合った方法で、体温アップに取り組んでみましょう！

15 体温を上げるのにいい生活習慣は？

365日
体温36.5℃を
維持しよう！

体温を上げる生活習慣のポイントは、健康的な生活の基本でもあります。誰でもできる当たり前のことばかりです。毎日の体温の変化を記録しておくと、さらに効果を実感しやすくなります。

体温を上げる生活習慣のポイント

★生活リズムを整える
→P34~35

★適切な入浴で体を外側から温める
→P36~37

★適度な運動で熱をつくる
→P40~45

★体を内側から温める食事
→P46~53

★良質の睡眠を

★体を冷やさない衣服
→P54~55

★体を外側から温める工夫
→P56~59

★体重や血圧と同じように、体温も毎日測ろう！

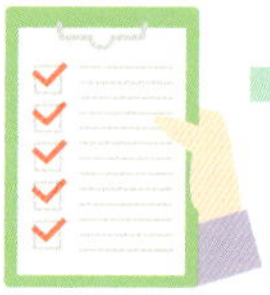

→P62に記録用紙を用意しました

「食」「睡眠」「運動」の3つは、生命を維持するうえで欠かせない、生活の基本ですが、忙しく毎日を送っていると、知らず知らずのうちにおろそかになりがちです。

まずは33ページのNG習慣に当てはまるものがいくつあるか、チェックしてみましょう。

当てはまる習慣が多い人は要注意。

まずは、普段の「食」「睡眠」「運動」を振り返ってみて、生活習慣の見直しをすることから始めてみましょう。

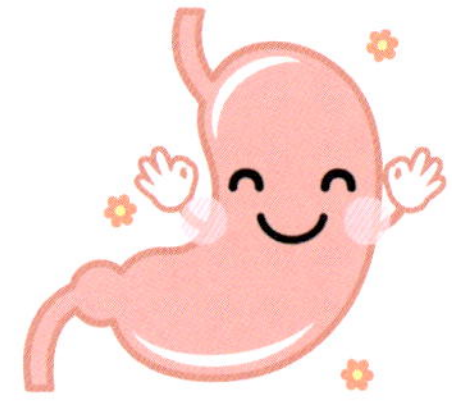

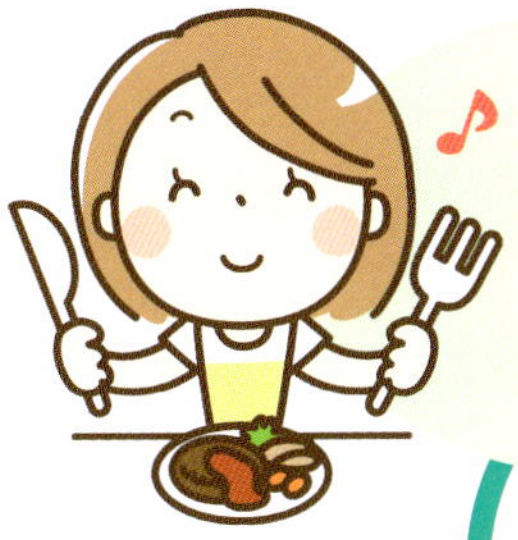

食事

睡眠

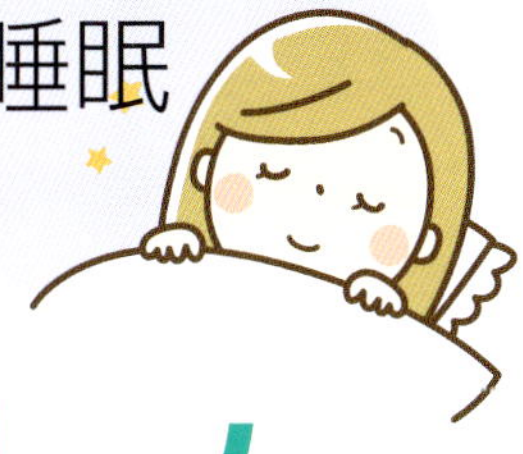

3つのポイントから生活習慣を見直そう！

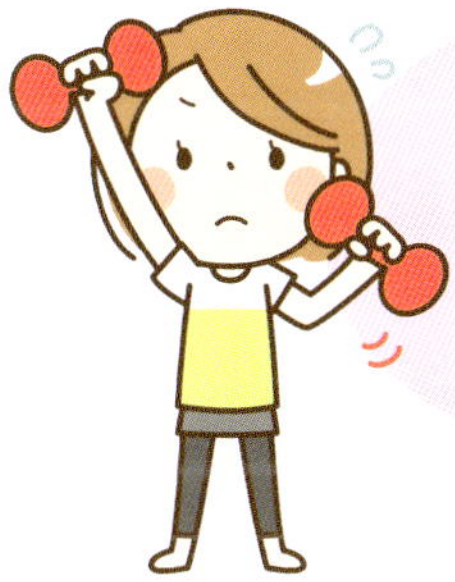

運動

良質の睡眠のためには……

- 就寝前は灯りを暗く、就寝時はすべて消して
- 夕食から就寝までは３時間あける
- 白湯を飲んで体を温め副交感神経を刺激
- 朝の二度寝よりも昼寝を
- 午後10時から午前２時に質のよい睡眠を
- 眠るときはうたた寝ではなく体を伸ばして
- 昼食後15～20分の昼寝も効果的
- 日中に体を動かして、自然に眠れる努力を
- 眠れないときでも、決まった時間に床へつくように

※食事はＰ46～53を参照してください。

適度な運動で筋力をアップし熱をつくるために……

- 正しい姿勢を心がける
- 鼻から吐いて鼻から吸う腹式呼吸を
- 下半身の筋トレで血液の循環を促す筋肉を強化
- 筋トレは２～３日に一度でOK！
- 筋トレの後には良質のタンパク質を
- 意識しながら汗を流そう
- こまめに体を動かそう
- エレベーターやエスカレーターをやめて階段を

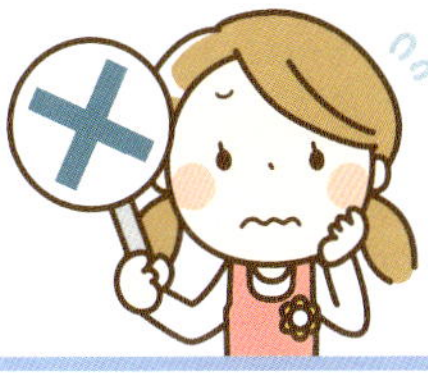

STOP NG習慣

意識せずに、ついついやってしまっていることもあるはずです。できるところから改善していきましょう。

× たくさん飲み、食べることが楽しみだ
× ストレスでついやけ食い・やけ酒をしてしまう
× 食事の時間が一定ではなかったり、抜いたりする
× 就寝直前に食事をしてしまう
× 甘いものについ手が伸びてしまう
× 冷たいビールやジュースをよく飲む
× コーヒーや紅茶、緑茶をよく飲む
× アルコールを毎日飲む
× 入浴はシャワーだけで済ませることが多い
× ミニスカートなど冷えやすい格好が好き
× 起床・就寝の時間が毎日一定ではない
× 無理なダイエットを繰り返している
× 職場の冷房が効きすぎている⇒外気温との差は7℃以内がベスト
× 喫煙がやめられない
× ストレスが多い
× 運動不足になりがち
× 薬（痛み止めなど）をよく飲む

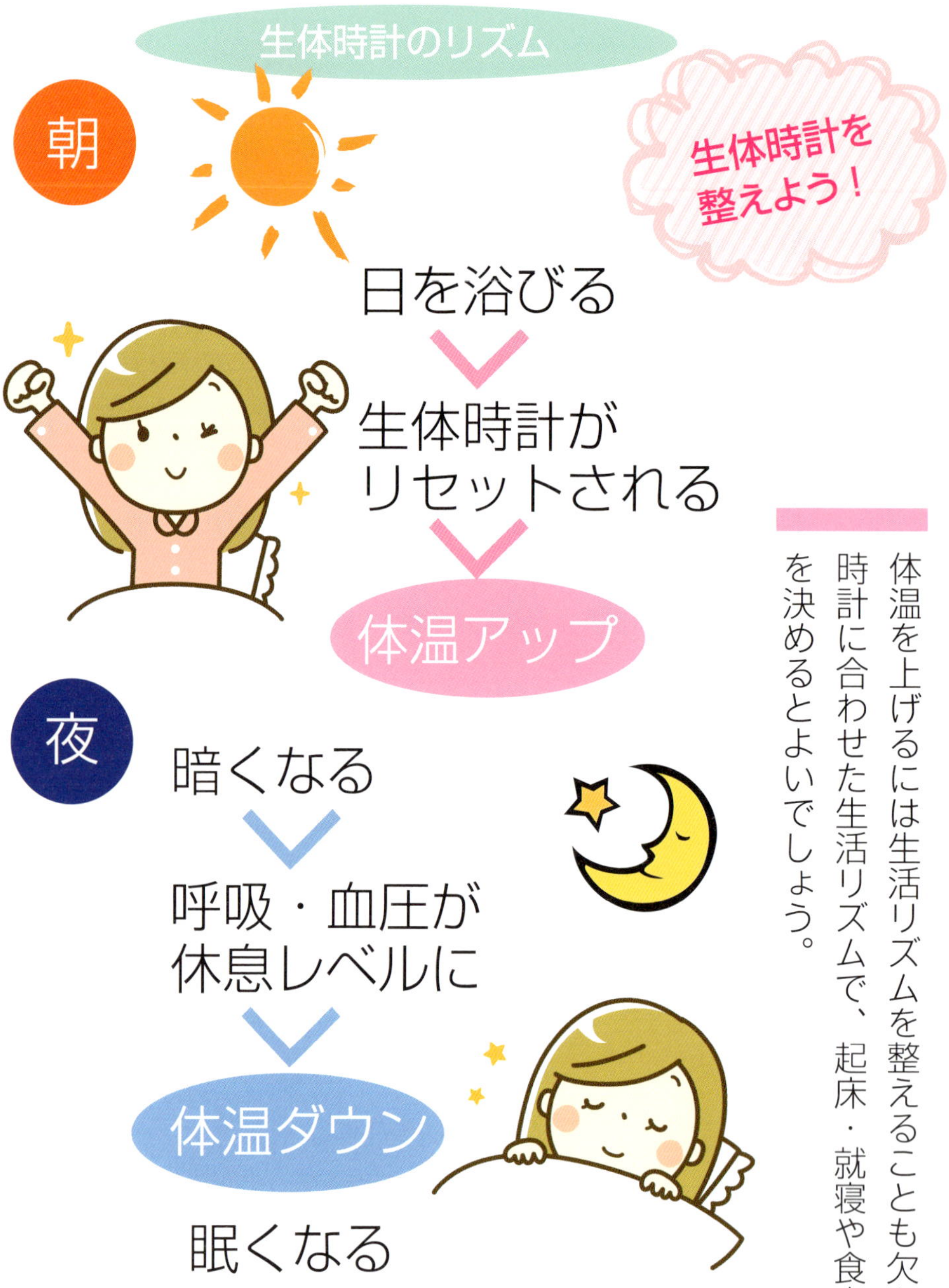
生体時計のリズム
朝
生体時計を
整えよう！
日を浴びる
生体時計が
リセットされる
体温アップ
夜
暗くなる
呼吸・血圧が
休息レベルに
体温ダウン
眠くなる

16 体温を上げるのにいい生活リズムは？

体温を上げるには生活リズムを整えることも欠かせません。特に生体時計に合わせた生活リズムで、起床・就寝や食事・運動のタイミングを決めるとよいでしょう。

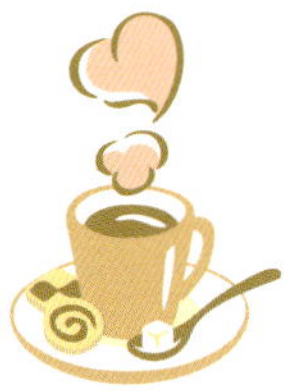

生活リズムはホルモンの分泌や自律神経のバランスと深く関係しています。もちろん体温とも。

たとえば、成長ホルモンやメラトニンなどのホルモンは、深夜22時から2時までに最も多く分泌されるといわれています。

それには日中の生活リズムが安定し、夜は熟睡していることが大切です。

また、自律神経のバランスを整えるには、毎朝定時に起床し、食事、運動、入浴といった生活リズムを安定させることが大事です。

理想の1日

起床

毎朝決まった時間に起きるようにしましょう。

起きたら朝の光を浴びましょう。

朝食

就寝中も活動していた脳にエネルギーを補給しましょう。

日中

体をしっかりと活動させましょう。

昼食

- 15~30分程度の短時間の昼寝は脳の回復に効果的。
- 適度な運動をしましょう。
- 運動によって体温をしっかりと上げましょう。夕方の運動には寝付きをよくする効果も。

夕食

遅い時間の夕食は睡眠の質を下げます。

入浴

寝付きをよくするには、就寝直前にぬるめの湯（38～40℃）にゆっくり浸かるのがおすすめ。シャワーで済ませず、浴槽の湯に浸かりましょう。

- ぬるめの湯に浸かると寝付きがよくなるといわれています。

就寝

体の中心の熱が末梢に逃げることで眠くなります。

- 就寝の数時間前からは、照明も明るすぎないように抑えめに。
- 電気毛布やエアコンは低めに温度設定をしておき、寝るときは切るようにしましょう（脱水になる危険性、発汗して冷える危険性があるからです）。

NG習慣

- ✖夜遅くまでテレビを見ている。
- ✖夜遅くまで明るい照明の中にいる。
- ✖深夜まで起きている。
- ✖夜遅い食事やコーヒー。

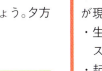

体温を上げるために生体時計に即した生活を

●生体時計は体の調節をしています。
- ・血圧の日内変動の調節
- ・ホルモン分泌の調節
- ・自律神経の調節

●生体時計は光に連動しています。
- ・夜中に明るい照明の中にいると、生体リズムが乱れます。

●生体リズムが狂うと体温異常が現われる可能性も。
- ・生体リズムが狂うと、体温のリズムが後ろへずれこみます。
- ・起床後、活動的になるまでに時間がかかり、夜はなかなか寝つけなくなります。

サーガディアンリズムとは？

人間の体には、朝には自然と目覚め、夜には眠くなる自然のリズムが組み込まれています。こうした1日のリズムのことを、サーガディアンリズムといいます。

食事や運動、体温や血圧、脈拍、ホルモンの分泌、免疫力などもこのサーガディアンリズムの影響を受けています。

サーガディアンリズムを活用するためには、日中にしっかり太陽光に当たりましょう。

17 体温を上げるのにいい入浴法は？

日本では温泉の効果が広く知られていますが、温泉に限らず入浴は、体の外側から体温を上げるのに手軽で効果的です。ここでは入浴の基本についてご紹介しましょう。

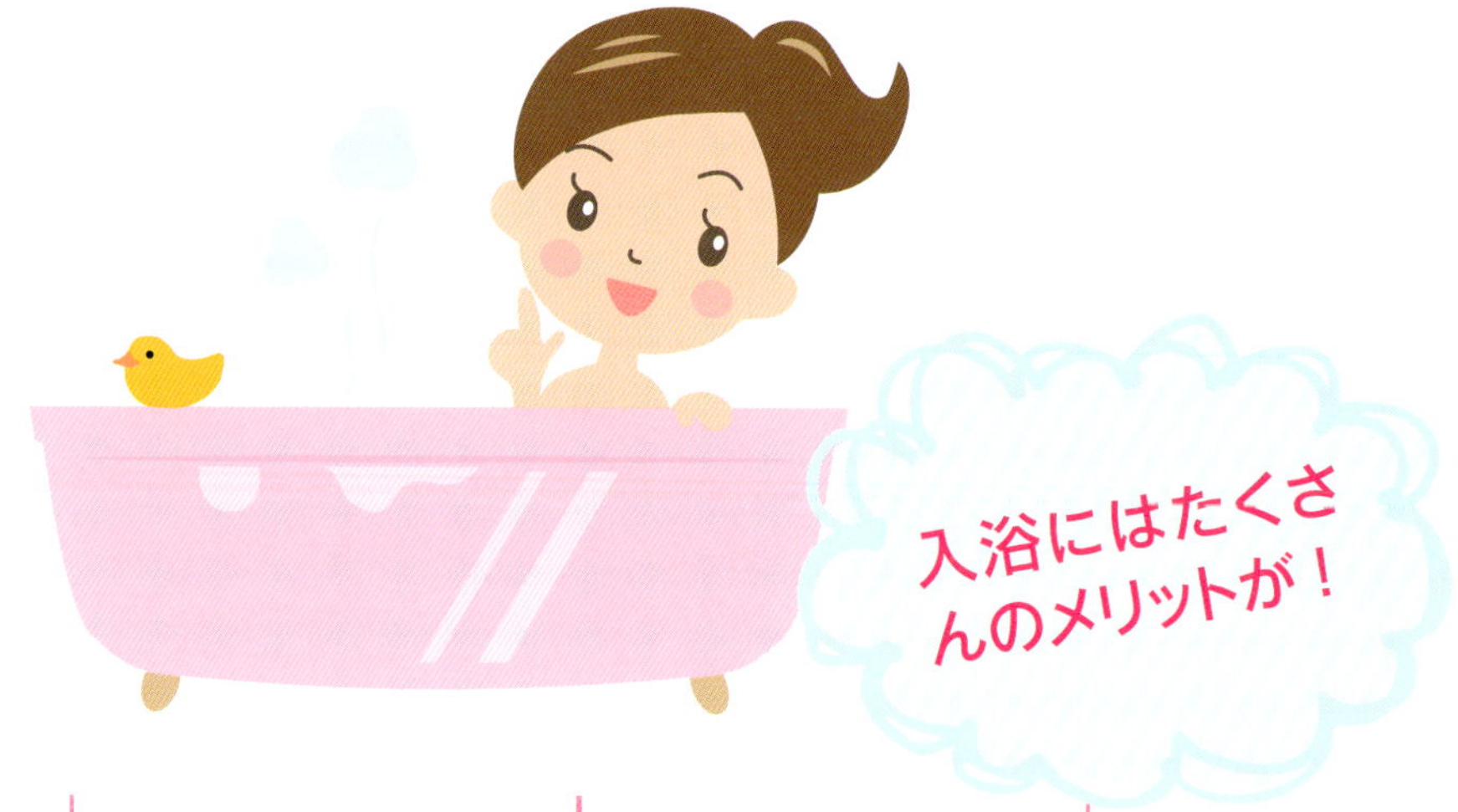
入浴にはたくさんのメリットが！

全身が温まる

副交感神経が優位になる

水圧がかかる

血行がよくなる

全身の細胞に必要な酸素・水分・栄養素などが届けられる

老廃物が排出される

新陳代謝を促す

むくみを解消する

体温が上がる

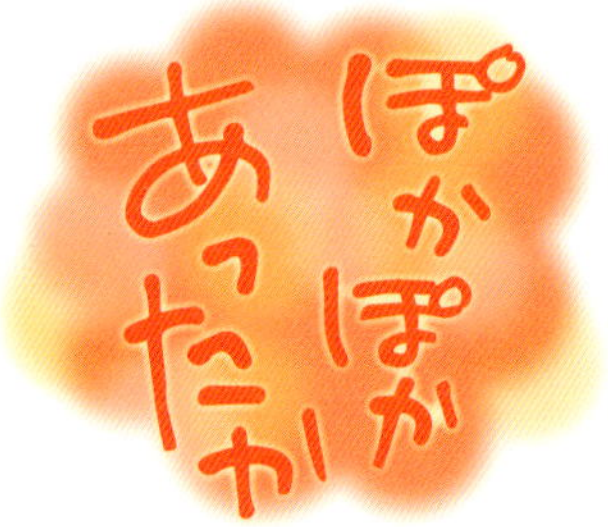
ぽかぽか
あったか

ほかにも・・・
- ○皮膚の汚れをとる
- ○βエンドルフィンが分泌される
  ⇒リラックス作用・ストレス解消

✖ シャワーだけで湯に浸からない

入浴は、湯温や浸かる時間、浸かる部位によって、効果が異なります。体調や目的に応じて入浴方法を使い分けるとよいでしょう。

体の汚れを落とすだけならシャワーで十分かもしれませんが、湯に浸かることにはもっと多様な効果があります。

体温より高い温度の湯の中に体を浸けると、温まるのに加え、水圧が体に与える効果も得られます。

できるだけ毎日湯に浸かることで実にさまざまな健康作用が期待できるのです。

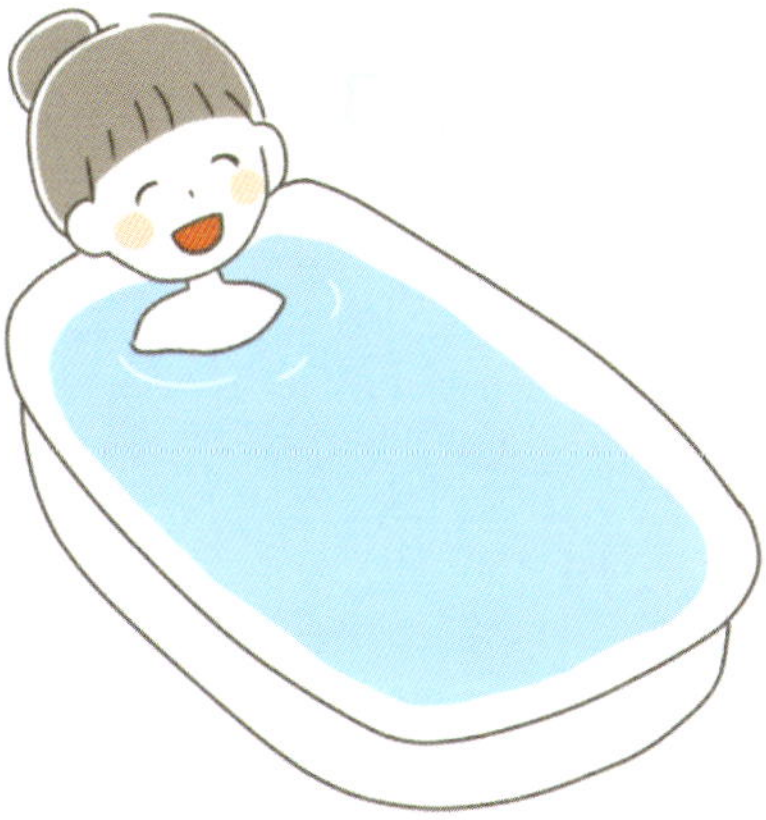

「ぬるめのお湯は副交感神経を優位に」

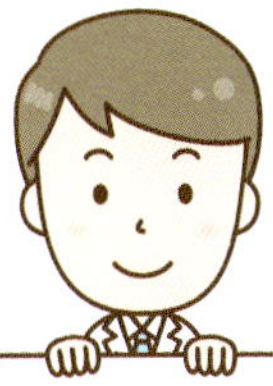

38～40℃のお風呂に浸かる

38～40℃のぬるめのお湯に浸かることで、副交感神経が優位になるので、リラックスします。

- ○湯に浸かって「少しぬるい」と感じる程度
- ○浸かる時間は10～30分程度と長めに入り、肩まで浸かると効果的
- ○体への負担が穏やか
- ○ストレスなどの精神疲労の回復に向く
- ○安眠や快眠にも向いている
- ○胃腸の作用を改善
- ×飲酒後は避ける
- ×食後は時間を置く

※心臓に問題がある方は半身浴で。

副交感神経の作用はどれか？

- ×尿量が減少する
- ○心拍数が減少する
- ×汗が出る
- ×消化管の運動が抑制される
- ○瞳孔がちぢむ

お湯なしで温まるには

お湯を使わずに体を温める機器もある。ナノプラチナとナノダイヤモンドを組み合わせることで、遠赤外線が効果的に発生する。服を着たまま座り光のシャワーを浴びる。読書しながら、テレビを見ながらでも体を温められる。

取材協力：株式会社レインボー

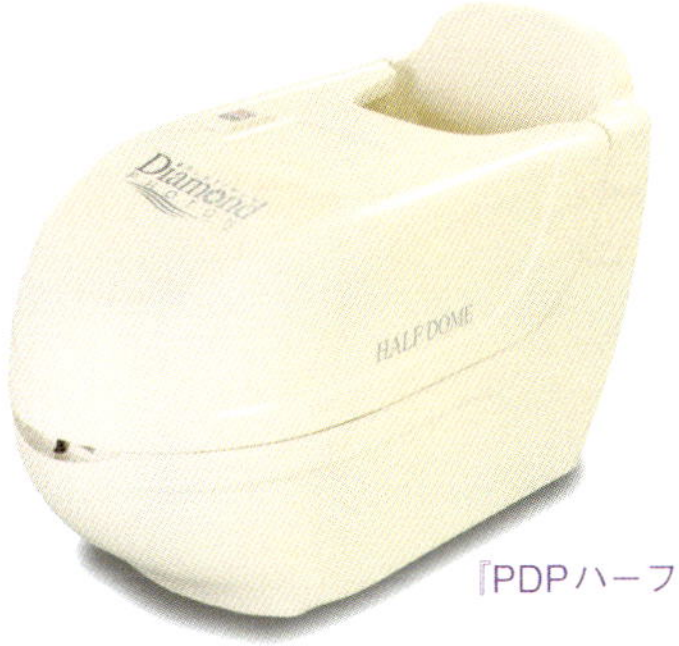

『PDPハーフドーム』

入浴の基本Q＆A

Q 入浴の時間帯はいつがいいの？

A いつでもＯＫですが、時間帯によって、得られる効果が異なります。夜、就寝前に入浴すると、睡眠中の成長ホルモンの分泌がよくなるといわれています。

Q 風呂の温度は何度がいいの？

A 体温を上げるには、体温より高い38℃から40℃が適当です。

Q 気をつけることはありますか？

A 風呂場の室温が下がりすぎないように気をつけましょう。寒い風呂場でいきなり熱い湯に浸かるのは体に負担がかかり、危険です。

Q 入浴後のよい過ごし方は？

A 入浴すると体表から汗が出やすくなるので、脱水しないよう水分を補給しましょう。また、お風呂から上がったらすぐに体の水分を拭き取り、薄着ではなくしっかりと衣類を着て、湯冷めをしないように気をつけましょう。濡れた髪は体温を奪うので、髪もすぐに乾かしましょう。

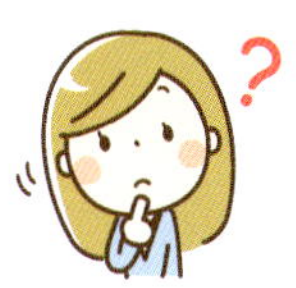

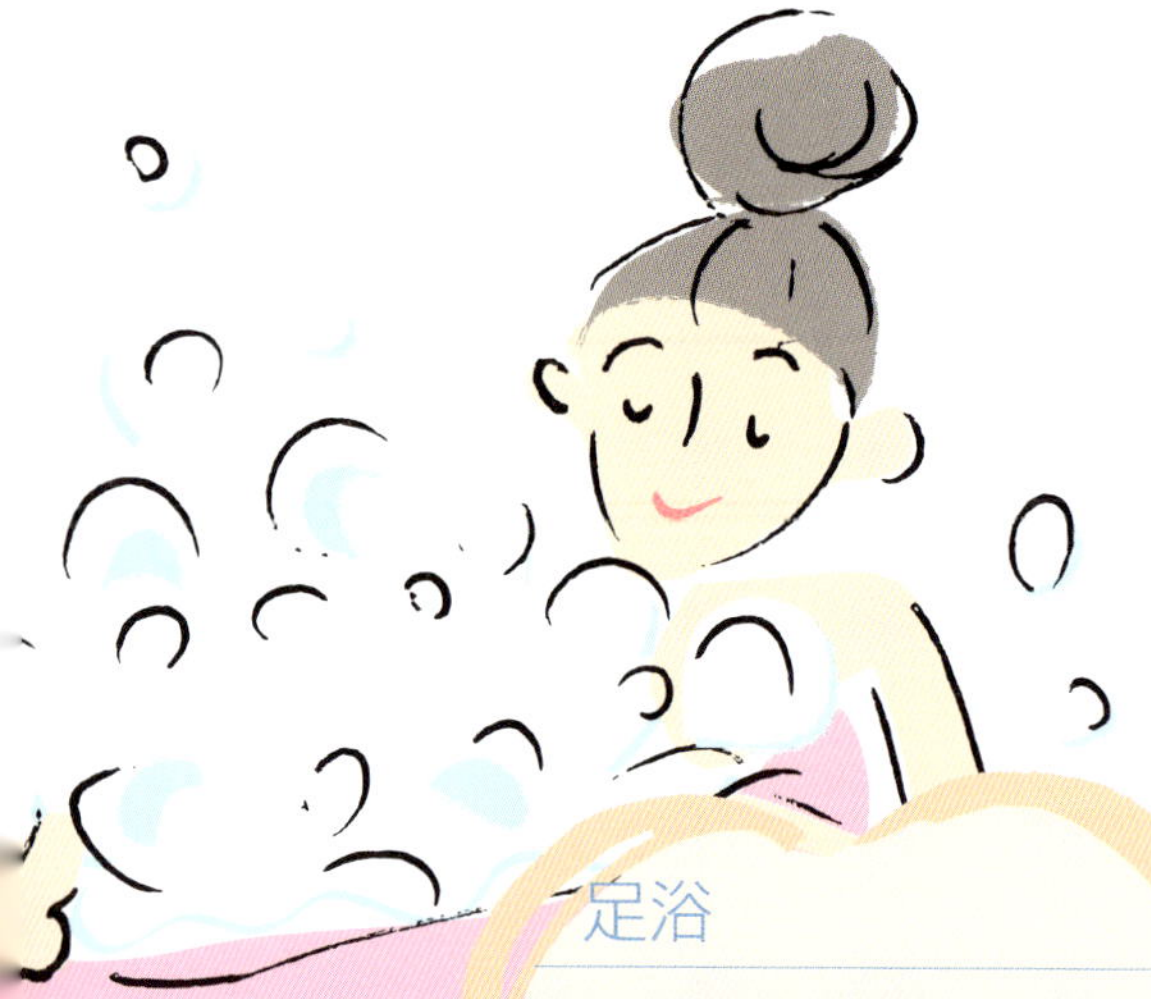

足浴

熱めの湯を洗面器やバケツに入れ、足首から先をつけます。

- 湯温は42℃ほど
- 時間は10～15分間ほど
- １日３回ほど利用するとさらに効果的
- 温水に５分、冷水に30秒、交互に繰り返し浸かると効果が高まる

ヨモギ蒸し

韓国の伝統的なスチームサウナ。専門の施設で、マントを着て穴の開いた椅子に座り、椅子の下からヨモギや生薬を煎じた蒸気をあてる。下半身を中心に、体の内部を温める効果があります。

薬湯のススメ

古来の知恵で、身近な植物や、季節の植物などを湯に入れて薬湯にすると、体が温まり、体によい効果が得られるとされています。

- 湯温はぬるめで38～40℃
- 入浴時間はできるだけゆっくり

●家庭でできる薬湯

塩	粗塩ひとつかみ程度を浴槽に溶かす。注意！入浴後は洗い流すこと。
ショウガ	ショウガ１個をすり下ろし、浴槽に入れる。布袋に入れてもよい。
ミカンの皮	ミカン３～４個分の皮を天日干しして乾燥させ、浴槽に入れる。
ダイコン葉	ダイコン葉５～６枚を１週間天日干しして乾燥させ、煮出した汁を浴槽に入れる。

●季節の薬湯（銭湯などで利用されることも）

ショウブ	ショウブの根、茎、葉を洗って、浴槽に入れる。
ビワの葉	葉を５～６枚、生のまま浴槽に入れる。乾燥させた葉でもよい。
ヨモギ	葉を好みの枚数、生のまま浴槽に入れる。乾燥させた葉でもよい。
ユズ	ユズを半分に切り、そのまま浴槽に入れる。

入浴に近い効果を得る方法

入浴できないときに、代替として活用するのもよいでしょう。

●湯たんぽ

大きな筋肉と大きな血管が集まっている太ももの上に湯たんぽを載せると、熱を全身に伝える効果があります。

- 専用の湯たんぽなら約70℃の湯を入れる
- ホットドリンク用のペットボトルでも可。80℃以下の湯を入れ、湯で濡らしたタオルで包み、ビニール袋でカバーするとよい
- 座っているとき、リラックスしているときなど、できるだけ使用機会を増やす

× 低温火傷に注意

●首巻きタオル

水に濡らして固く絞ったタオルを電子レンジで加熱し、ビニール袋に入れて乾いたタオルに包み、首の後ろにあてがうように巻きます。

× 偏頭痛のある人は血管が拡張し頭痛がひどくなるので逆効果

入浴剤の活用

家庭で温泉に近い効果を得るためには、入浴剤や温熱効果のある天然石などを活用するのもよいでしょう。入浴剤や天然石の種類によって、作用の仕方が異なります。

- ●炭酸ガス系入浴剤➡血管を広げる働きをする
- ●重炭酸系入浴剤➡皮膚内部の老廃物を除去する
- ●無機塩類系入浴剤➡保温効果を発揮する
- ●薬用植物系入浴剤➡植物の種類によって作用が異なる（血行促進、湯冷め防止、リラックスなどが多い）
- ●入浴剤タイプの活性酵素➡発汗作用や皮脂分解など酵素の種類によって異なる
- ●炭➡遠赤外線による発汗・湯冷め抑制効果がある
- ●黒雲母花崗岩（緑歴石）➡湯を単純温泉に変える

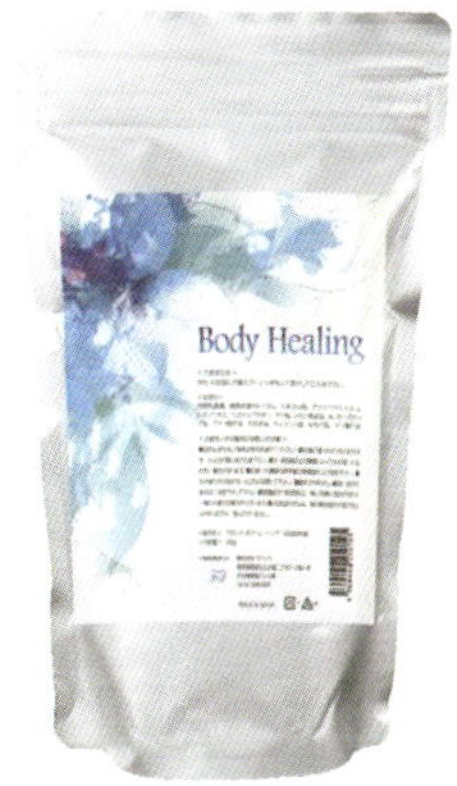

酵素の発酵熱は体の芯まで温めてくれる。さらに天然ミネラルと天然植物エキスをプラスすると相乗効果で全身しっとりツルツル美肌に。疲れた肌がうるおい、乾燥やかゆみ対策も。血液循環がよくなり代謝を高め、冷え性改善も期待できる。天然由来成分主体で安心して利用できる。

『Body Healing』
取材協力：㈱フロンテ

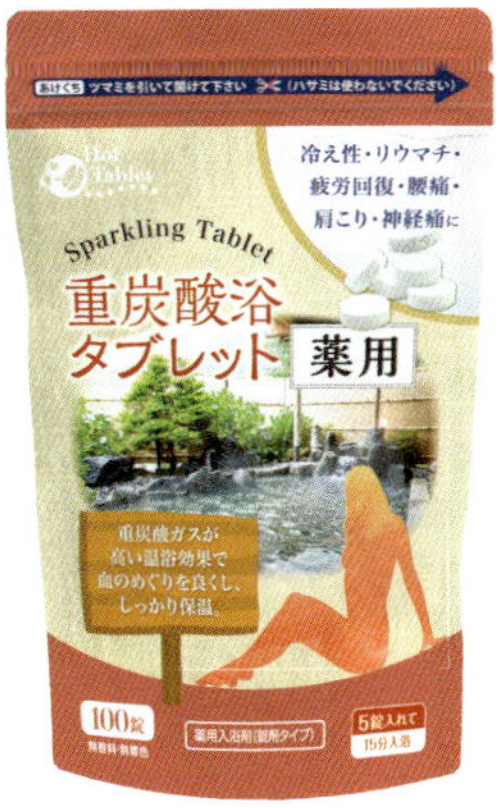

温泉では「美人の湯」としても人気が高い重炭酸湯。ドイツでは、中性重炭酸泉によるリラクゼーション温浴が療養に取り入れられている。重炭酸イオンが体内に取り込まれて効果を発揮するタイプの入浴剤なら、家庭でも温泉気分で効果を楽しむことができる。

『薬用Sparkling Tablet』
取材協力：㈱ホットタブレット

さまざまな入浴法

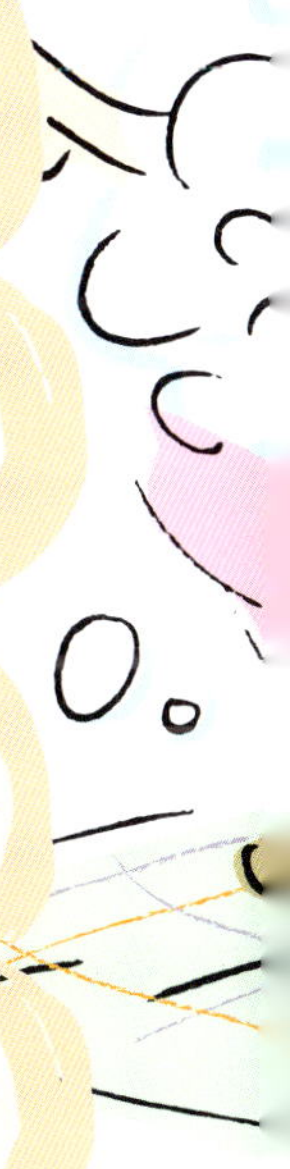

岩盤浴

加熱された天然石の上で横になり、遠赤外線による温浴効果を得る方法。専門の施設で行なうほか、家庭では人工的なヒートマットで代用することも可能。新陳代謝が活発になるなどの効果があるようです。

サウナ

末梢血管が拡張し、血流が促進されるほか、大量の汗をかくので有害物質が排出されます。

- ○冷水浴と交互に行なうとよい
- ✖高血圧や心臓病を抱える人は注意が必要

手浴

熱めの湯を洗面器などに入れ、手首から先をつけます。

- ○湯温は42℃ほど
- ○時間は10〜15分間ほど

●使い捨てカイロ
体の内部から温めるには、尾てい骨とウエストの中間あたり（仙骨）にカイロをあてがいます。自律神経のバランスが整うので、全身の血流が促進され、手足まで温まります。

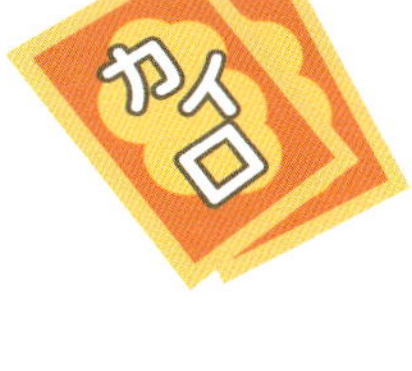

18 体温を上げるのにいい運動は？

運動で体の熱をつくる筋肉を増強しよう！

運動不足によって筋肉を減少させてしまうと、低体温の原因となります。筋肉を増やす運動や、下半身の筋肉を刺激する運動のなかから、無理なくできるものを選んで、早速始めてみましょう。

筋肉は熱をつくる大切な器官の一つで、筋肉を増やすと体温を上げるのに役立ちます。

軽い運動を最低でも週に4日以上行なうようにするとよいでしょう。運動の時間を作るのが難しければ、エレベーターやエスカレーターを使わずに階段を使うなど、少しでも体を動かせる工夫をするとよいでしょう。

また、筋肉を柔らかくほぐすと、血流がよくなります。体中に熱を伝える効果も高まります。

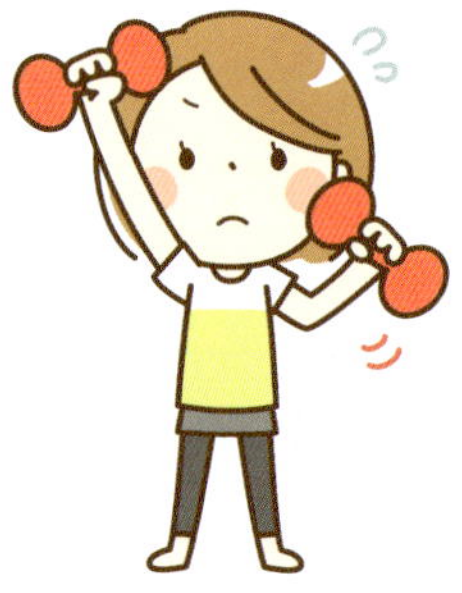

体温アップに役立つ運動

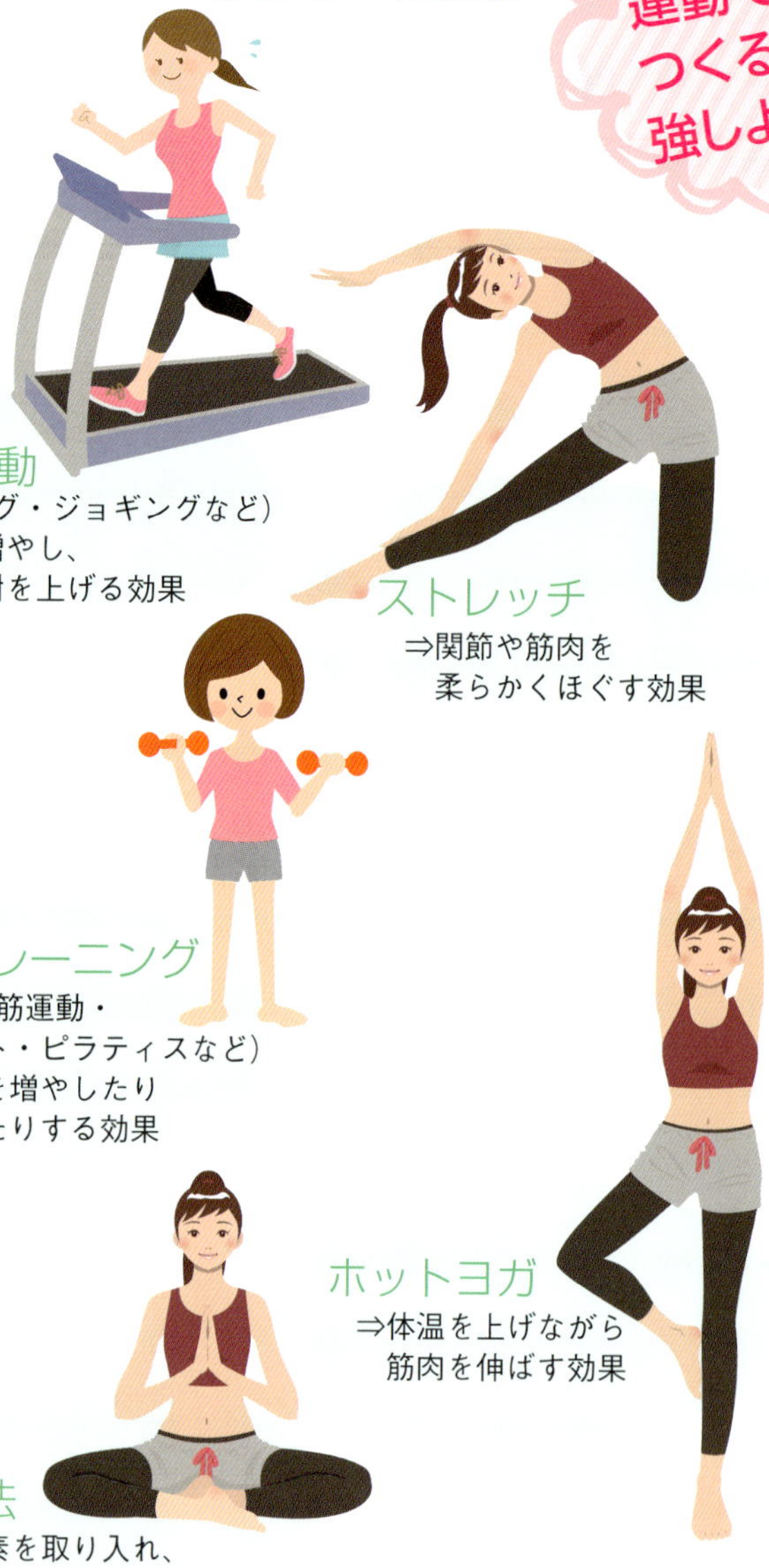

有酸素運動
（ウォーキング・ジョギングなど）
⇒筋肉を増やし、
新陳代謝を上げる効果

ストレッチ
⇒関節や筋肉を
柔らかくほぐす効果

筋力トレーニング
（腹筋や背筋運動・
スクワット・ピラティスなど）
⇒筋肉を増やしたり
鍛えたりする効果

ホットヨガ
⇒体温を上げながら
筋肉を伸ばす効果

呼吸法
⇒酸素を取り入れ、
自律神経を整える効果

有酸素運動のポイント

有酸素運動とは、楽に呼吸をしながら続けられる運動です。ウォーキングやジョギング、エアロビクスなどが該当します。

- 運動の強度は、うっすらと汗ばむ程度
- 週に４日以上を目標に
- ウォーキングは１日30分～１時間程度。背筋を伸ばし、大きく腕を振って、大股で歩きましょう

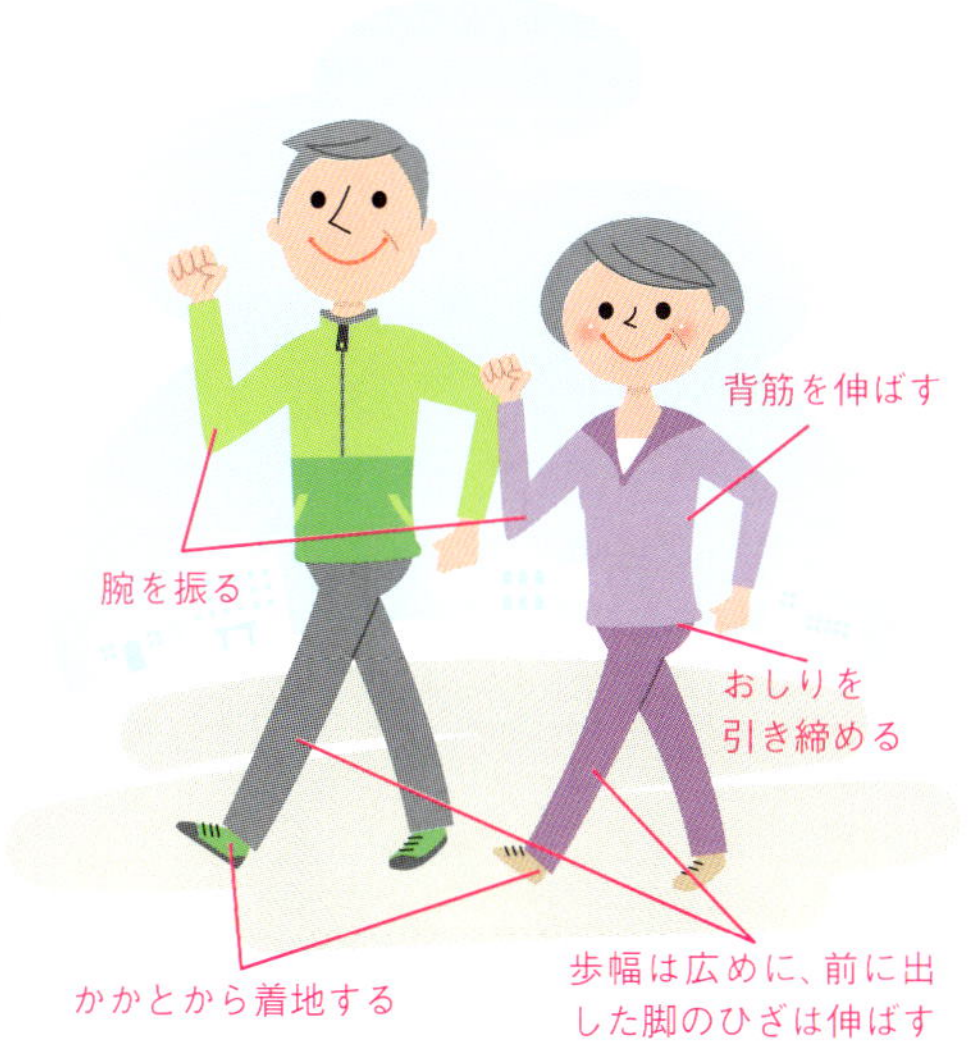

背筋を伸ばす
腕を振る
おしりを
引き締める
かかとから着地する
歩幅は広めに、前に出
した脚のひざは伸ばす

ストレッチのポイント

関節や筋肉をほぐすことで、運動を安全に行なうことができ、血流もよくなります。両腕や両脚を伸ばしたり、関節を回したりするだけでも効果があります。

- リラックスした状態で行ないましょう
- ゆったりと呼吸をしながら行ないましょう
- 各部位を無理せず10秒ほど伸ばしましょう
- 週に最低３回ほど行なうようにするとよいでしょう
- ✖痛くなるまでやりすぎないように

筋力トレーニングのポイント

- 息を吐きながら力を入れ、息を吸いながら力を抜きます
- 最初は無理なくできるものから少しずつ行ないましょう
- ２～３日に１回、有酸素運動と組み合わせて行なうと効果的です
- ✖呼吸を止めないように気をつけましょう

爪もみマッサージ

手の指先が冷えているときに、血流をよくする効果があります。

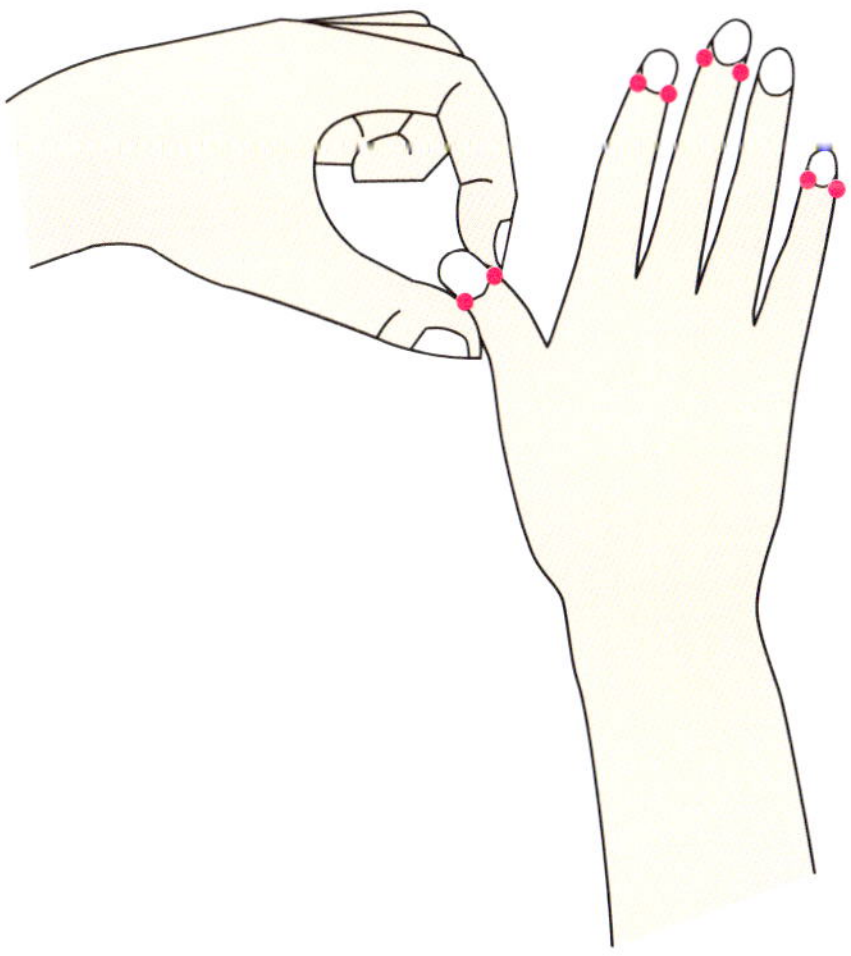

爪の生え際の両隅を逆の手の親指と人差し指で挟み、10秒ほどもみます。

薬指は交感神経を刺激するので、両手薬指以外のすべての爪を、親指から順に、1日2～3回程度行なうとよいでしょう。

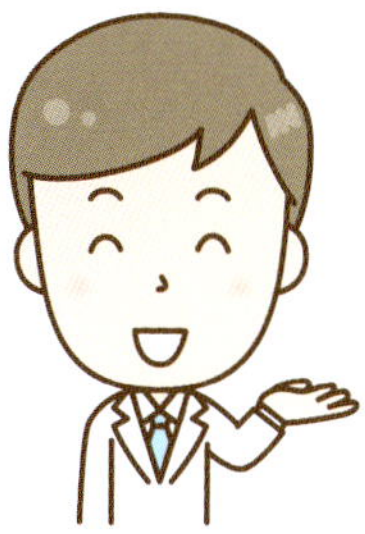

19 体温を上げるのにいい体操は？

6つの簡単な体操でOK

いつでも簡単にできる体操で、気軽に体温アップに取り組みましょう。背筋を伸ばした正しい姿勢を意識して座ったり、歩いたりするだけでも、簡単な体操程度の効果があるといわれています。

1 肩を開く

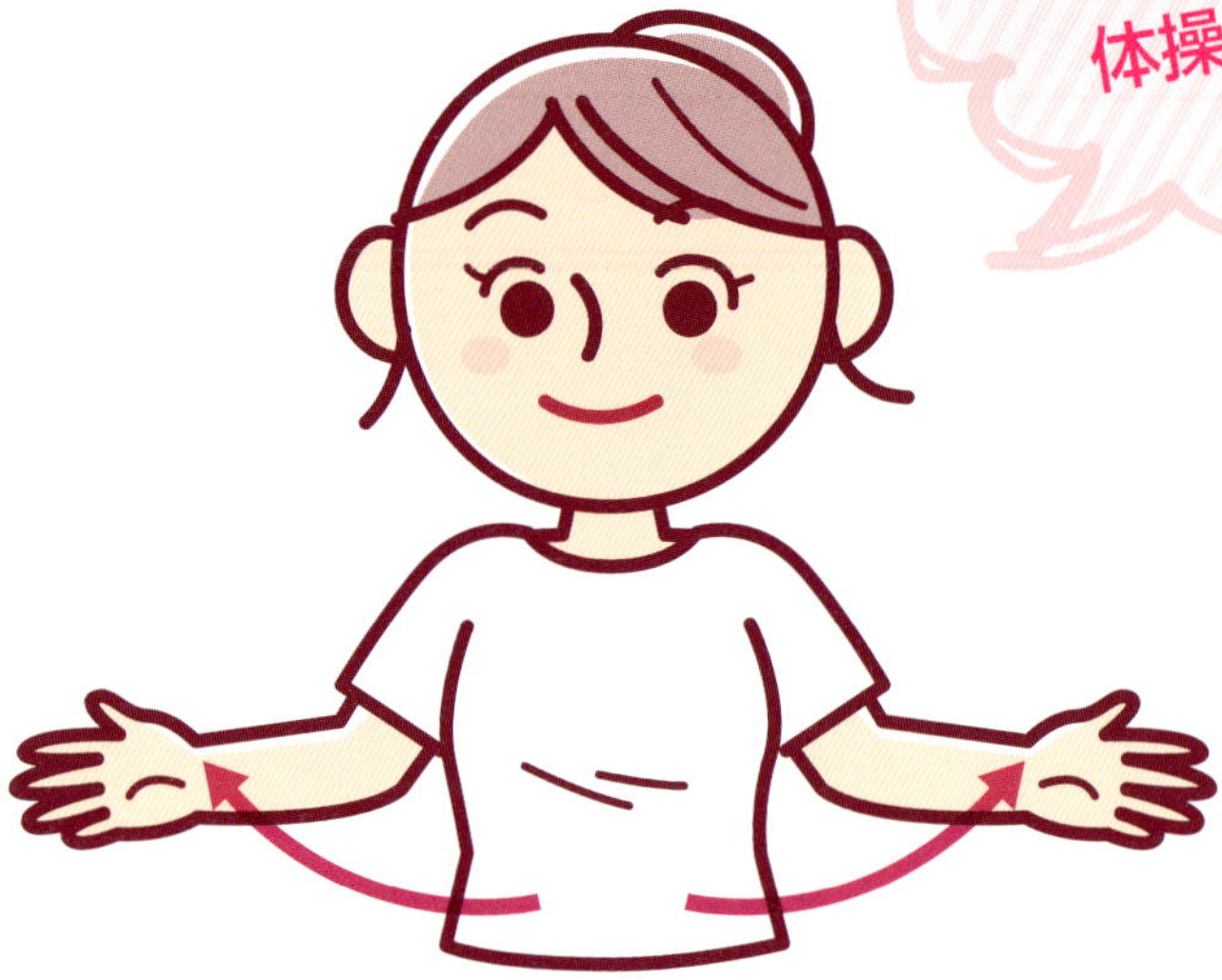

ワキをしめ、肘を直角に曲げて、「前へならえ」をします。
肘を直角に曲げたまま、手先を左右にゆっくりと開いてみましょう。
無理をせず、痛みを感じるところで止めます。
肩関節の可動域を広げます。

2 肘で円を描く

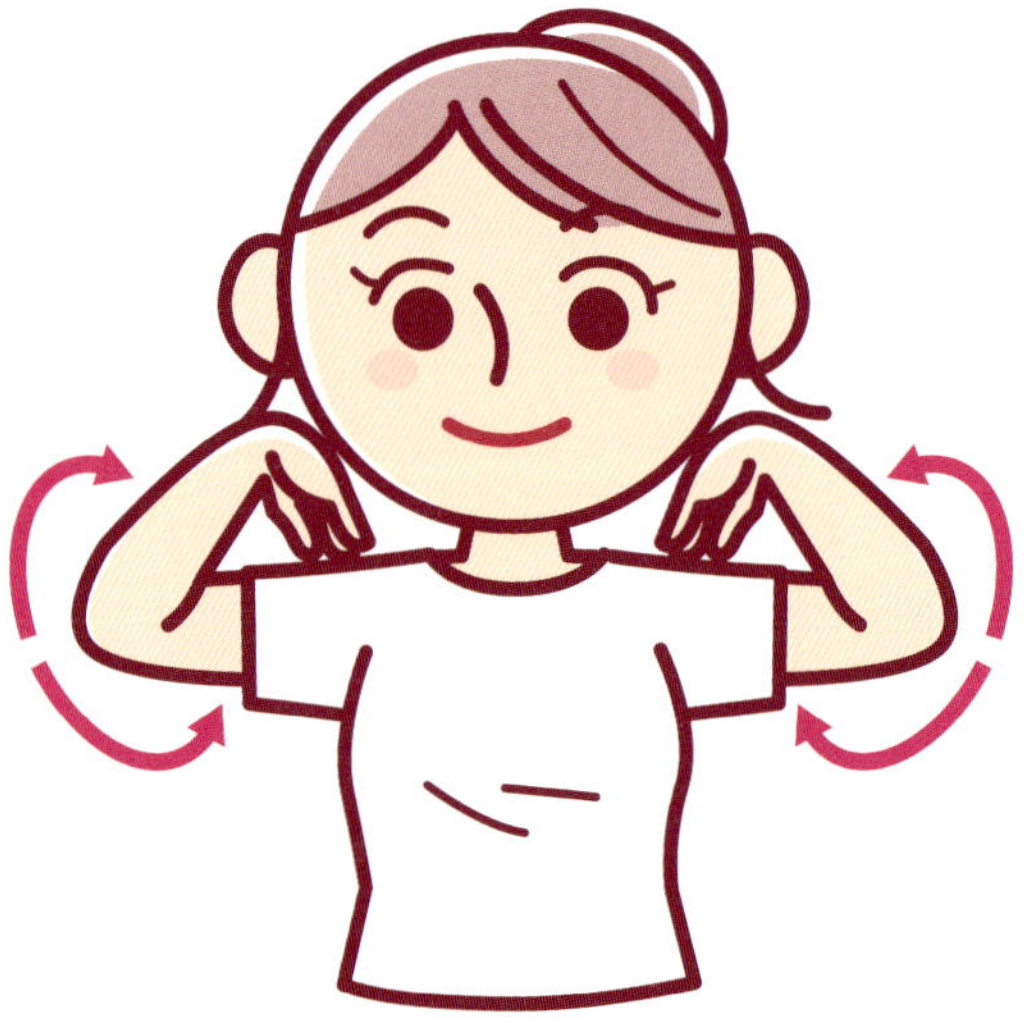

肩に指先を載せて、円を描くように肘を、外側から内側へ回転させます。
慣れてきたらだんだん大きく回すようにしましょう。
何度か回したら、今度は内側から外側へ、同じように少しずつ円が大きくなるように回転させます。
肩こりの解消にも役立ちます。

3 背骨の体操

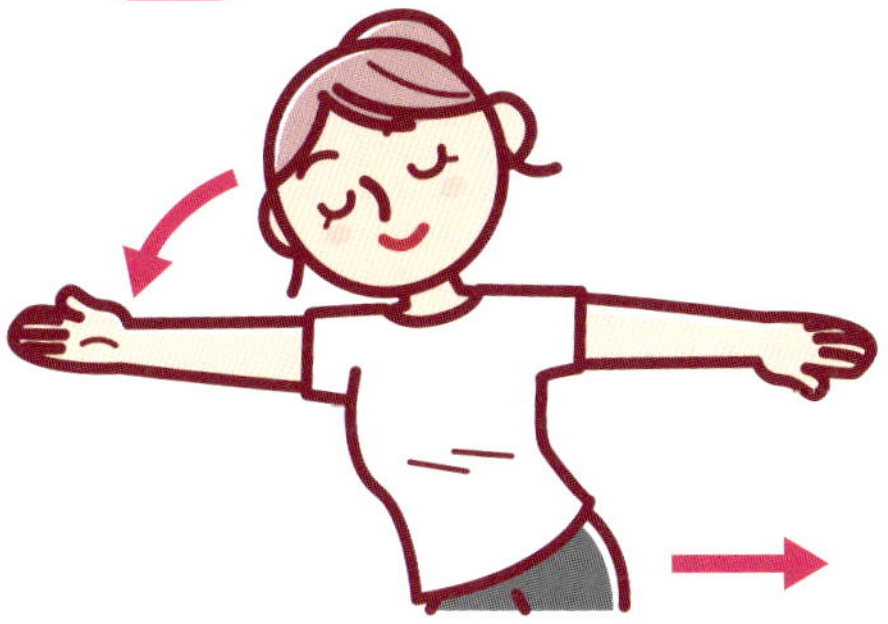

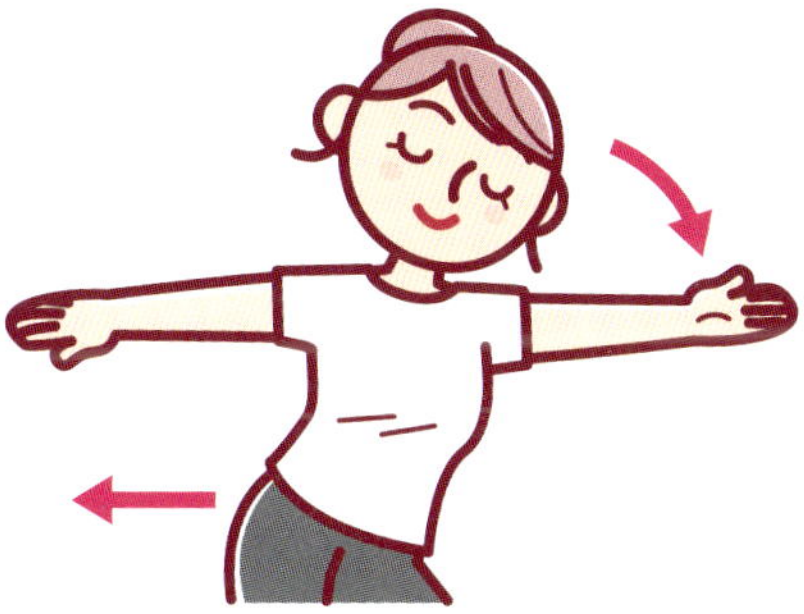

両手を肩の高さまで上げ、右手のひらを上に、左手のひらを下へ向けます。
顔を右側に傾け、腰を左に傾けてみましょう。
次に、左手のひらを上に、右手のひらを下に向け、顔を左に傾け、腰を右に傾けます。
左右を交互に何度か繰り返しましょう。

4 足先を開く

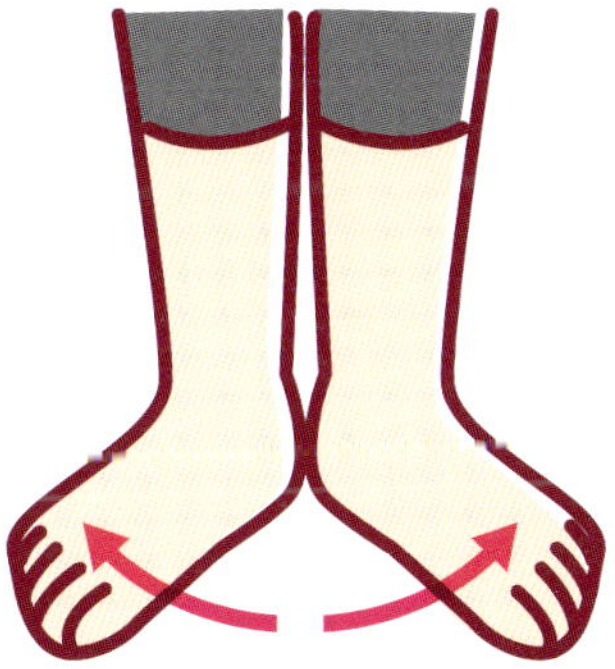

両ひざを寄せ、両かかとをつけて、つま先を「ハ」の字に開いて立ちます。
角度が広がるように、つま先を少しずつ開いていきましょう。
腰やお尻の筋肉が痛くなったところで止めます。
足首関節・ひざ関節・股関節の可動域を広げ、柔軟性を高めます。

5 ひざを回す

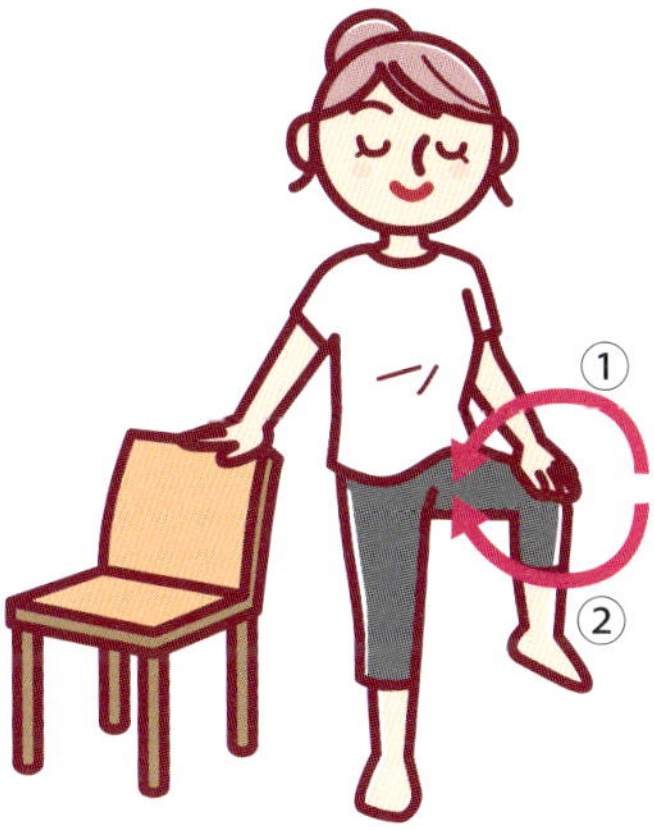

右手で椅子につかまり、左ひざを上げて、左手をひざの上に置きます。
股関節を中心にして、外側から内側に向けて円を描くようにひざを回します。
何度か回したら、内側から外側にも回します。
右ひざも同様に、外から内、内から外へと回しましょう。
股関節を柔軟にし、下半身の筋肉を鍛えます。

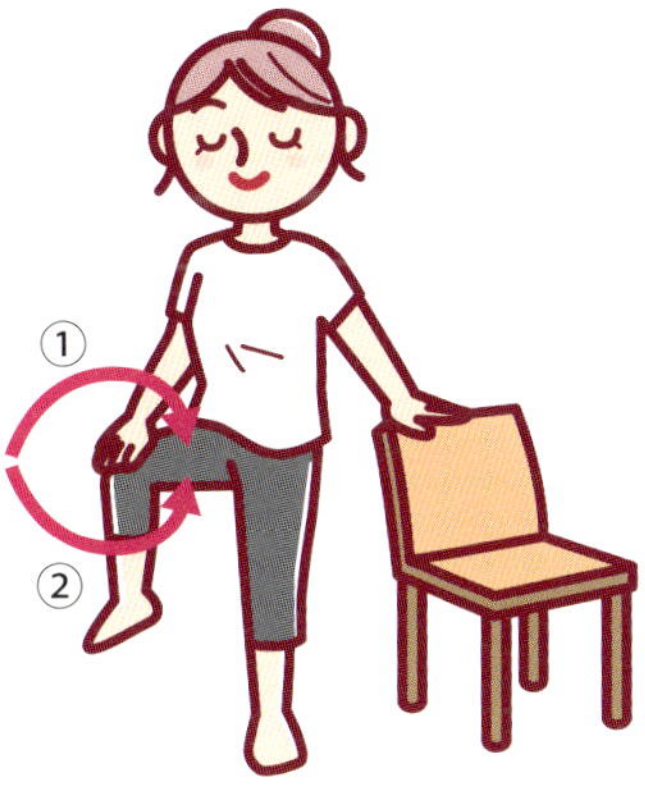

6 お尻の体操

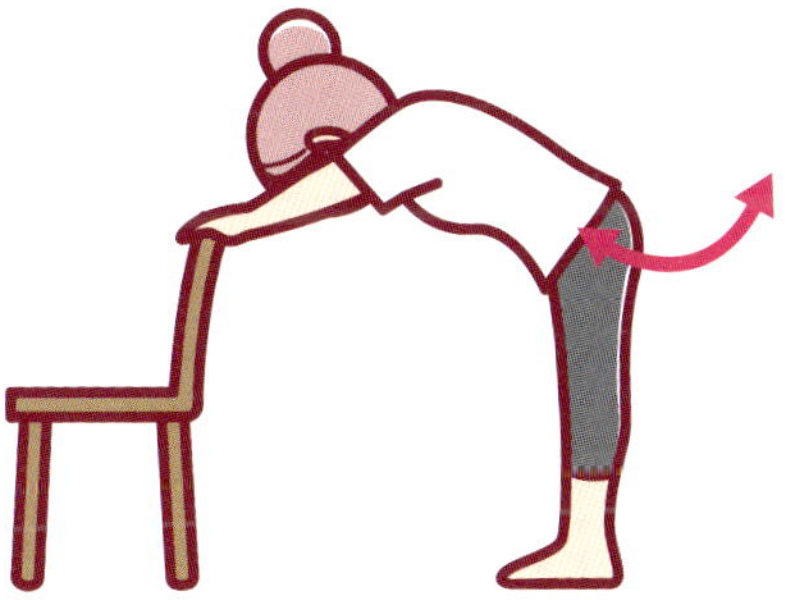

深くお辞儀をするように、腰から上半身を折り曲げ、椅子につかまります。
そのままの姿勢で、お尻を左右に振りましょう。
その後、お尻で円を描くように、右から左、左から右へと回します。
下半身の血行をよくし、腰痛の改善にもつながります。

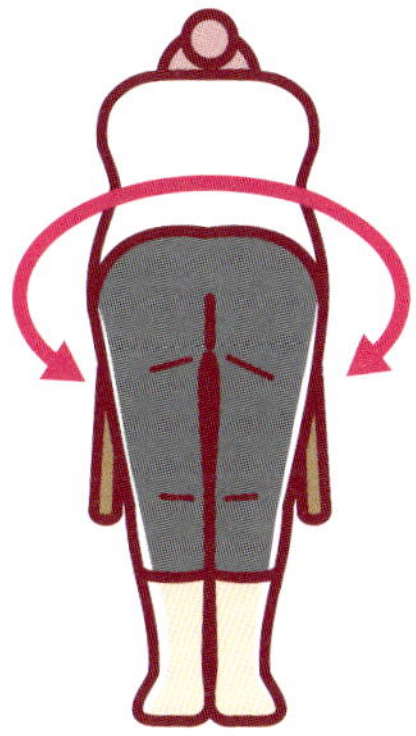

スキマ時間にはこんな体操を！

筋肉を動かし、血流をよくする

筋肉を動かすと柔らかくなり、血流がよくなり、熱を産出するようになります。

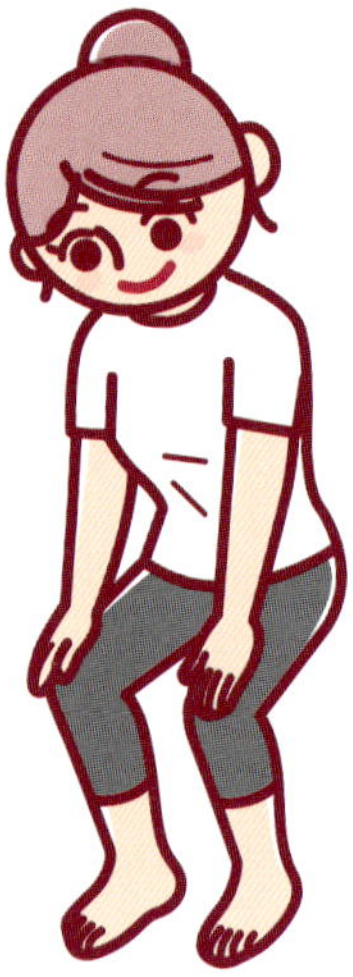

●ひざの屈伸

足を軽く開き、腰をかがめて両ひざに手を置きます。そのままひざを曲げたり伸ばしたりしましょう。

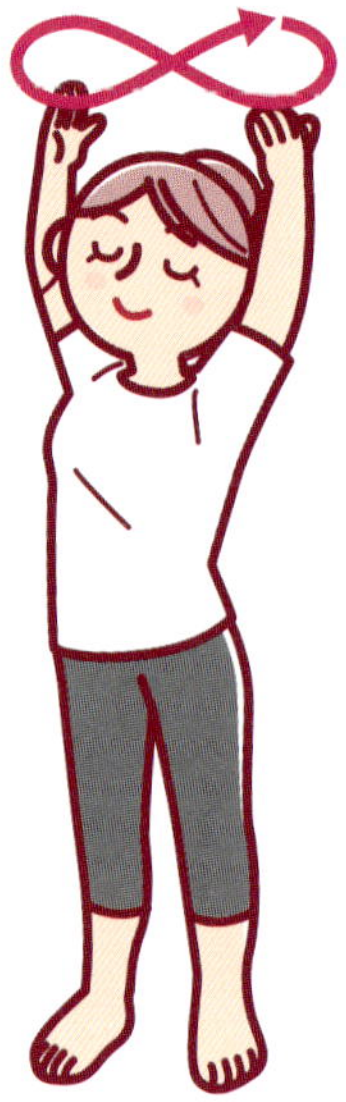

●腰をふる

両腕を上げ、両腕・両脚をリラックスさせます。腰を左右にふって、リラックスした両腕が頭上で8の字を描くようにします。

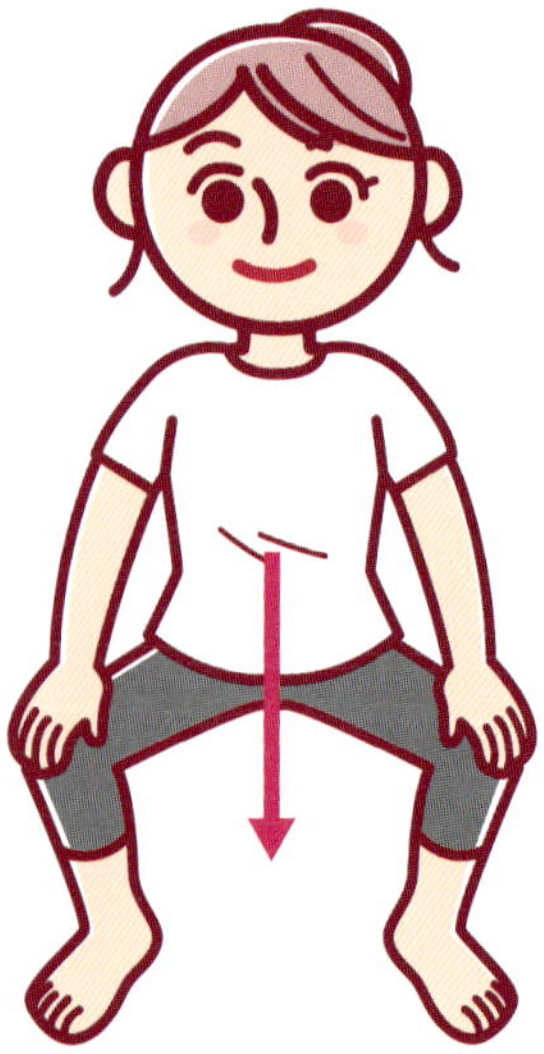

●股関節を開く

おすもうさんの四股のように、両脚を大きく開き、ひざを曲げて腰を落とし、両ひざを左右に開きます。

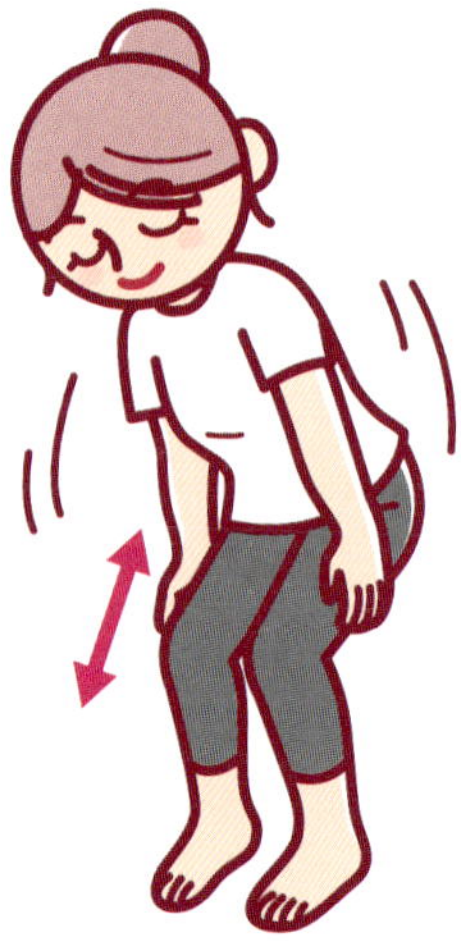

●体をゆさぶる

ひざをゆるめて立ちます。両腕をだらりと下げたまま、手でお尻から太ももをなで下ろすように、ひざを軽く屈伸しながら体をゆさぶりましょう。

内側の筋肉を鍛える

体の内側にある、体を支える筋肉を鍛えるので、基礎代謝が大幅にアップ、体温を上げる効果が…。

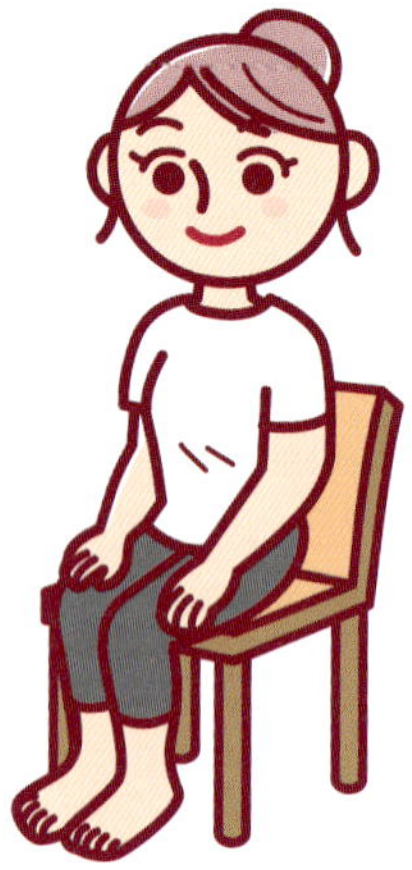

●座っているとき

背中をピンと伸ばし、お腹をひっこめるように意識します。両肩を後ろへ引くようにしましょう。

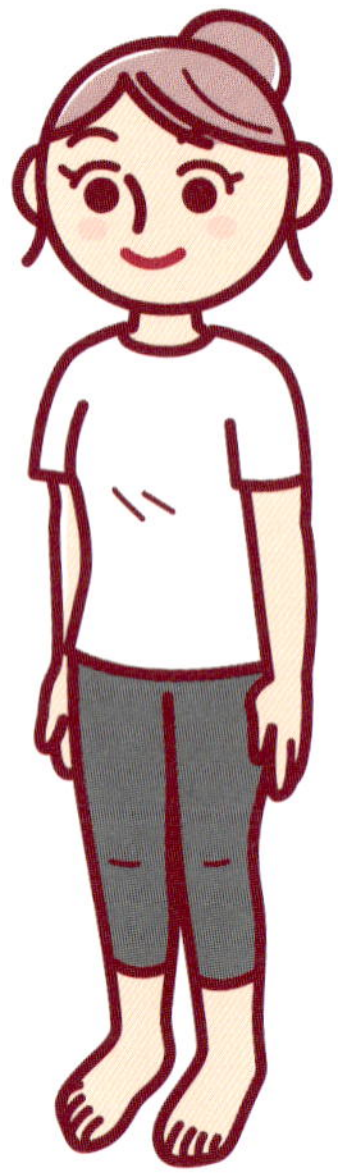

●立っているときや歩くとき

背中をピンと伸ばし、お腹をひっこめるように意識します。両肩を後ろへ引くようにしましょう。お尻の穴をキュッと引き締めるように意識しましょう。

○「気持ちがいいなあ」と感じる程度が最適です

×やりすぎは禁物です

骨盤のゆがみチェック

骨盤がゆがんでいると、血行が悪くなる原因になり、低体温にもつながります。

- □仰向けで寝ると、お尻の骨が床に当たって痛い
- □下半身がむくみやすい
- □足を組む癖がある
- □姿勢が悪く、猫背である
- □正座をすると、片方の膝が前に出てしまう
- □ペンダントヘッドやネームホルダーが片側に寄ってくる
- □靴底が外側や片足だけ減る
- □生理痛がひどい
- □肩こり・首のこり・腰痛がひどい
- □偏頭痛がある
- □O脚である
- □冷え性だ
- □目をつぶり、片足立ちをして、10秒以上ぐらつかずに立つことができない

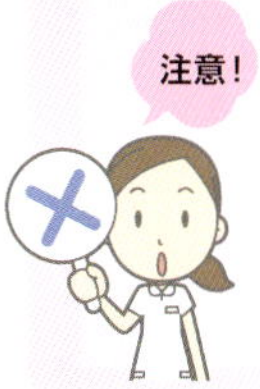

5個以上当てはまると…
体にゆがみがある可能性アリ
10個以上当てはまると…
体に深刻なゆがみがある可能性大

骨格調整体操

①

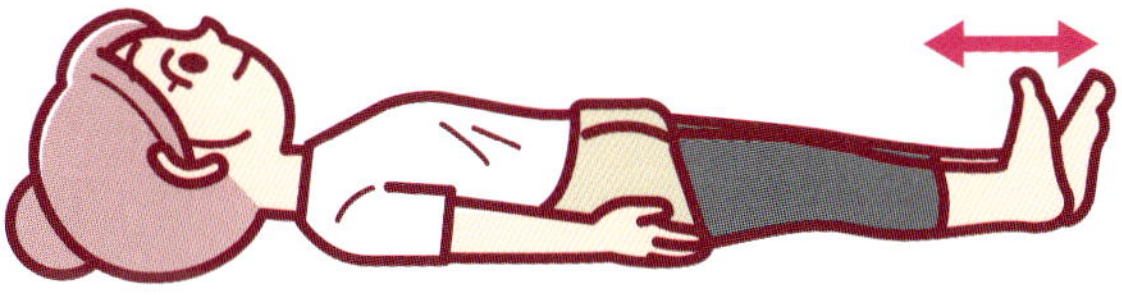

仰向けに寝て、息を吐き出しながら右足のかかとを押し出すようにして、つま先をあごの方へひきつけ、10を数えます。息を吸いながら右足を戻し、同じように左足のつま先をひきつけます。左右３回ずつ行ないましょう。

②

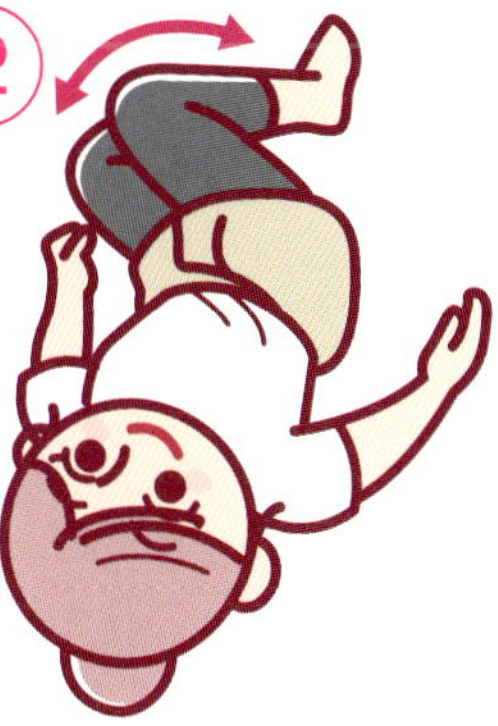

仰向けに寝て、ひざを立てます。両ひざを揃えて息を吐きながら右に倒し、そのまま10を数えます。息を吸いながらひざを戻し、同じように左へ倒します。左右３回ずつ行ないましょう。

③

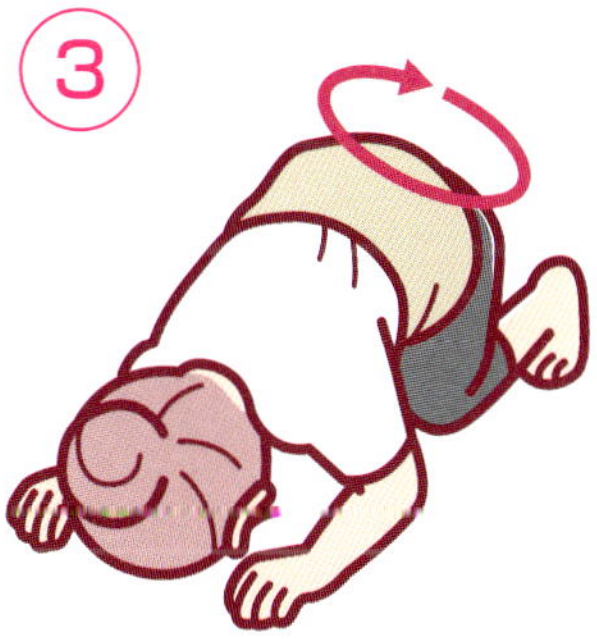

肘をつけてよつんばいになります。お尻を突き出した姿勢で、お尻を右回り、左回りそれぞれ20回ずつ回します。できるだけ早く回してみましょう。

④

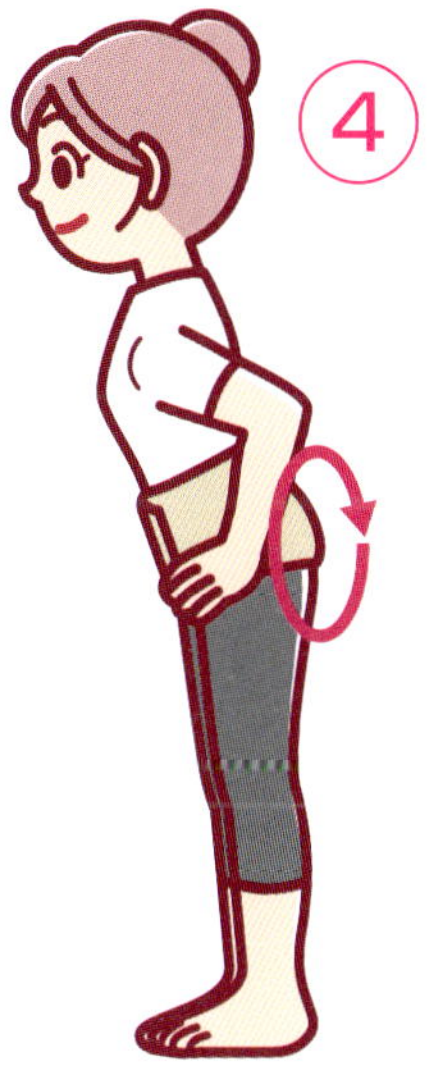

足を肩幅くらいに開いて立ち、腰に手を当てて上半身を軽く前に倒し、お尻を突き出します。この姿勢のままお尻を右回り、左回りそれぞれ20回ずつ回します。できるだけ早く回してみましょう。

骨盤のゆがみを調整するには、仙骨や座骨付近をサポートした状態で腰を温めながら運動するとよい。男性が和服を着るときに、腰骨の位置で帯を結ぶが、これも仙骨や座骨をサポートする効果があったともいわれている。

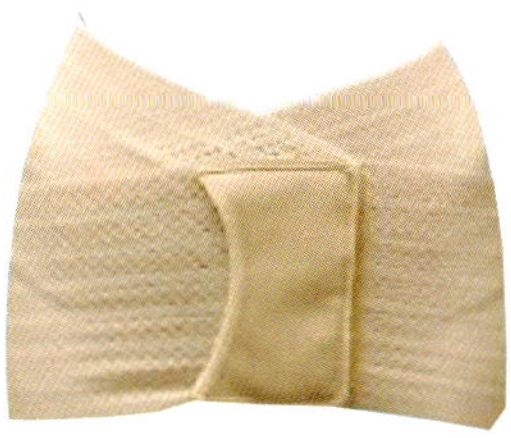

仙骨や座骨をサポートする機能付きのベルト類を、活用するのもよい方法だ。

『Balance Belt』取材協力：㈱レホルム生活社

20 体温を上げる食べ方は？

食事によって、体の内部に直接アプローチし、体温を上げることができます。食べ方を工夫することによって、効果的に体温を上げる秘訣をご紹介しましょう。

食べ方にも
体温を上げる
秘訣が！

体温を上げる食べ方
５つの秘訣

1 栄養素をバランスよく食べる

➡P48~49

2 食べるときはよく噛む

3 温めて食べる

4 体を温める食品や香辛料・ハーブを食べる

➡P50~53

5 食べるタイミングに注意

体温は、体のエネルギーを燃焼してつくられます。そのエネルギー源となるのが、食事を通じて得られる栄養素です。また、食事という行為そのものも、筋肉や内臓を動かし熱を発生させる運動になりますし、温かい食物や飲物を飲食すれば、体の中に熱を取り込むことにもなります。

食事は毎日のことです。「何を食べるか」「どのように食べるか」など、毎度の食事にほんの少し気を配るだけで、難しいことも辛い努力も必要ありません。今すぐ始めて、毎日積み重ねていきましょう。

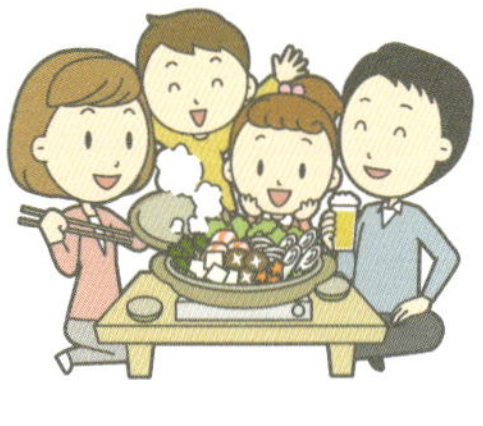

教えて！食事のOKとNG

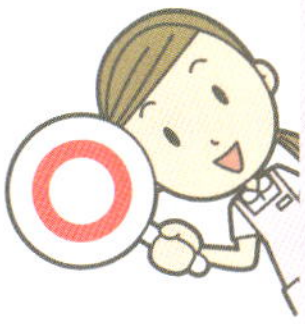

- 1日30品目を目安に、さまざまな食材を食べるようにしましょう。
  ⇒さまざまな食材を食べることは、バランスよく栄養を摂ることにもつながります。
  ⇒×偏食しないで、いろいろな食品を食べましょう。
- 旬の食材を選ぶようにしましょう。
  ⇒旬の食材には、季節に合った体温調節の効果があるものが豊富です。
- アルコールを休む日も必要。週に2回は休肝日を設けましょう。
- 腹八分目を目安にしましょう。
  ⇒×食べ過ぎや飲み過ぎに注意！

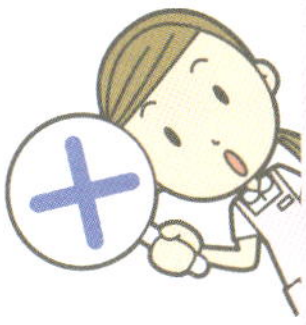

- ×カフェイン、アルコールなどの刺激物の摂りすぎに注意しましょう。
- ×砂糖を摂りすぎないようにしましょう。
- ×無理なダイエットはエネルギー不足になり、体温低下や冷え性の原因に！

よく噛んで食べるメリット

1. 消化しやすくなり、胃の負担が軽くなる。
   ⇒血液が胃に集中して、末端が冷えてしまうのを防ぐ。筋肉や内臓を動かし熱を発生させる。
2. 食べ過ぎを防げる。
3. 脳を刺激できる。

- まずは一口30回を目安によく噛みましょう。
- 玄米や全粒粉など、噛みごたえのある食品を食べるようにしましょう。

温めて食べるメリット

1. 温度が低い食品や飲物は胃を冷やし、消化が落ちるので、栄養の吸収が悪くなる。
   ⇒温かいものを食べることで、胃を冷やすのを防ぐ。
2. 冷たい飲食物が体に入ると、温めることに熱が消費されてしまう。
   ⇒温かい飲食物であれば、余分に熱を消費することがない。
3. 物理的に体が温かくなる。

- 生野菜よりも温野菜を選びましょう。
- 冷たい飲物よりも温かい飲物を。
- 水分を摂るときは、白湯がおすすめです。

体温と代謝のリズムに合わせて、適したものを食べましょう

食べ物からの栄養を、体を動かすエネルギーに変えるのが、代謝です。
代謝で生み出されるエネルギーの半分以上は、体温の維持に関係しています。

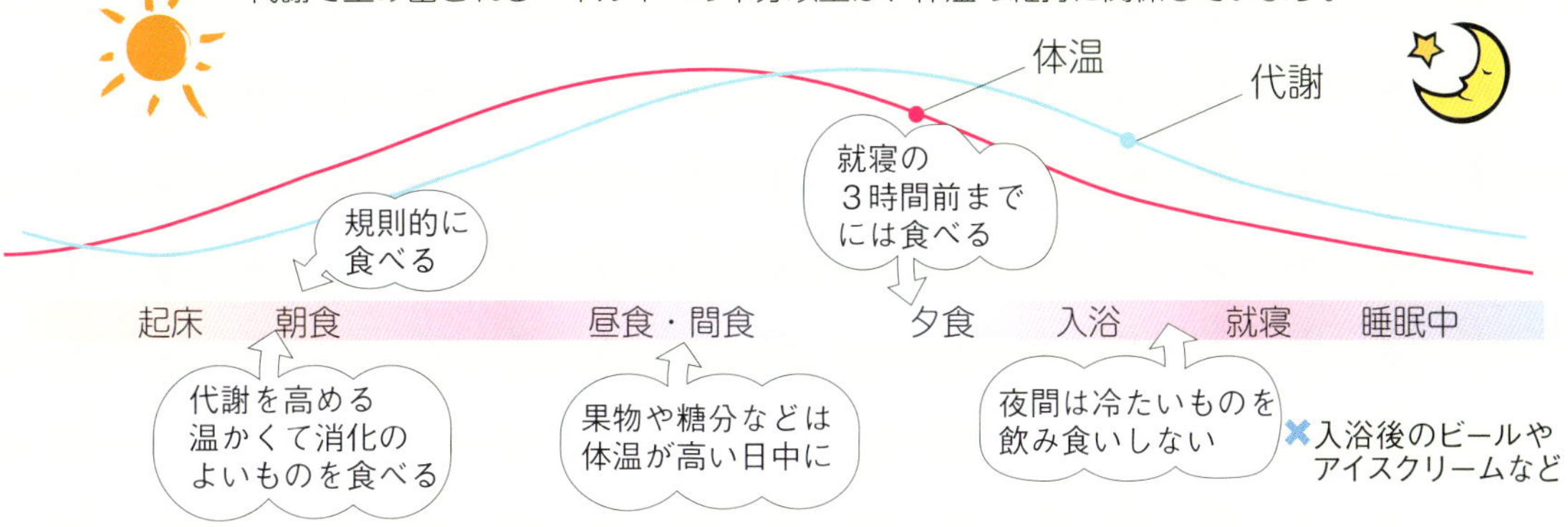

21 体温を上げる栄養成分は？

それぞれの栄養素に大切な役割が！

体温に深く関わる栄養素には、糖質、脂質、タンパク質、ミネラル、ビタミンなどがあります。これらの栄養素は、体の熱を生み出すためや冷えを解消するために必要不可欠なものです。

熱を生み出すエネルギー源

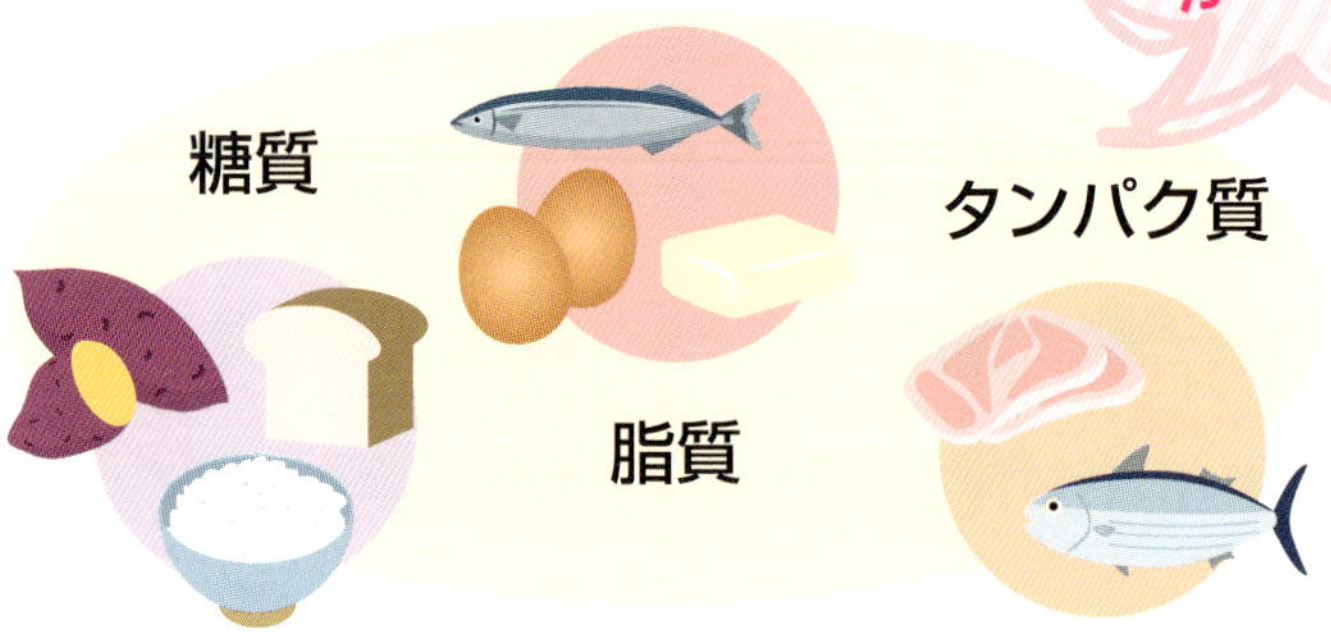

生命活動を維持するエネルギー源となるのが、三大栄養素「糖質」「脂質」「タンパク質」です。三大栄養素が足りないと体の機能が低下し、体温が下がる原因になります。

熱の産生を助けるミネラル

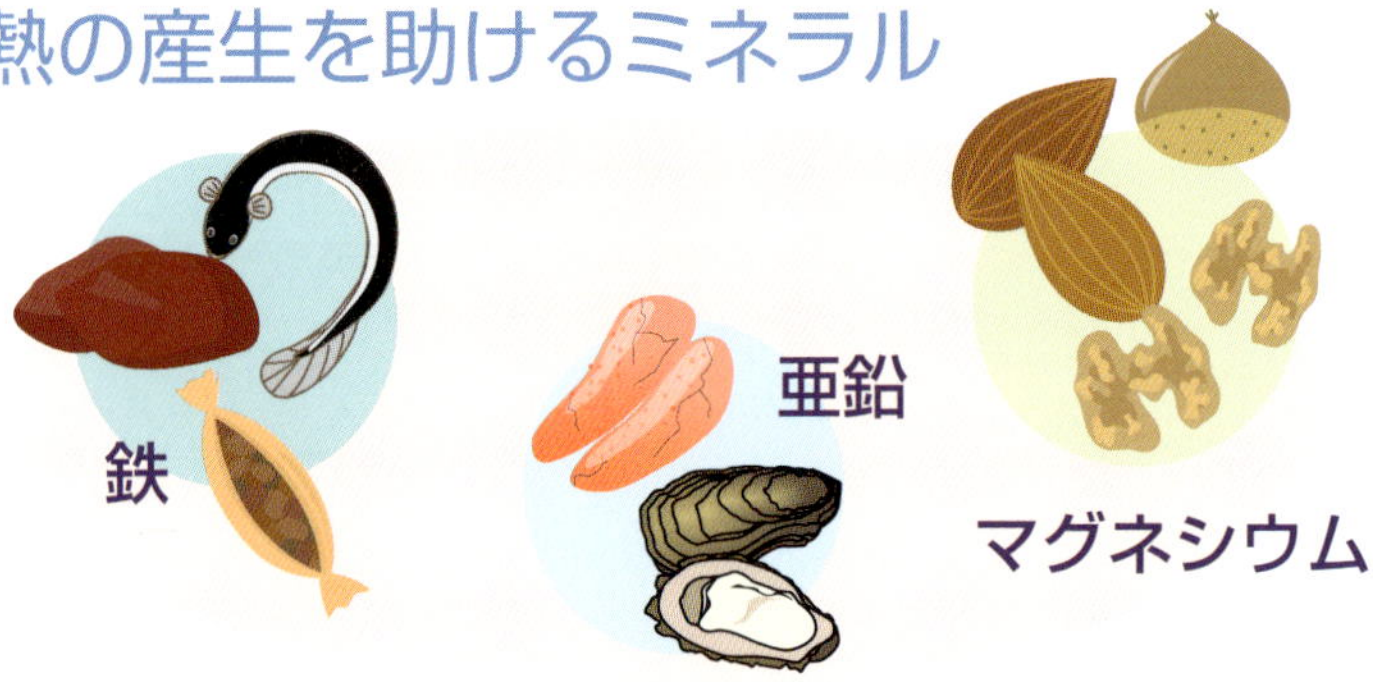

熱の産生を助けるなど、生命活動の維持や調節に必要で、体をつくる成分としても欠かせないのがミネラルです。特に体温に深く関わるのは、「鉄」「亜鉛」「マグネシウム」です。

冷え解消に役立つビタミン

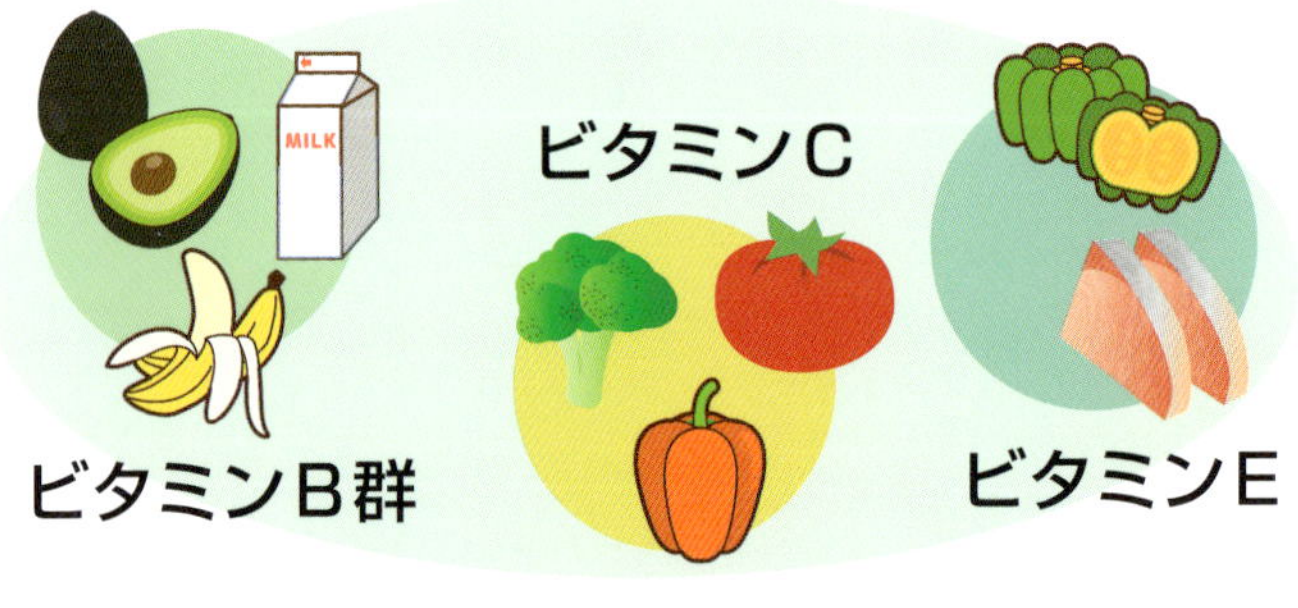

体の中の生命活動の反応を促進する、スイッチや潤滑剤のような役割を果たすのがビタミンです。体内では合成されないので、すべて、食品やサプリメントなどから摂取しなければなりません。

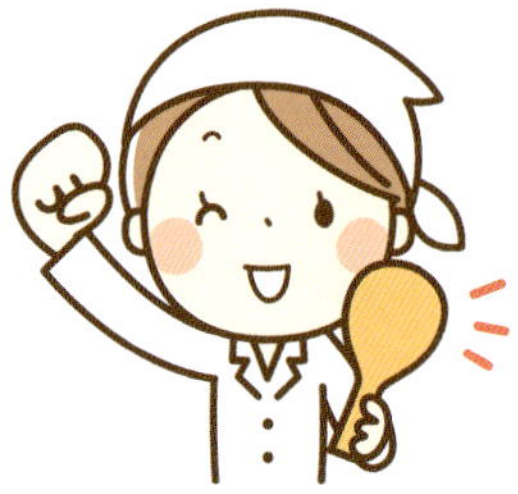

糖質の役割

炭水化物を構成するもののうちの食物繊維以外を糖質といい、日本人は1日の摂取エネルギーの約60%を糖質から得ています。糖質を燃焼させることにより、体の各部位が動き熱も発生します。特に、脳は糖質由来のグルコースを栄養源とするので、糖質が欠乏すると脳が働かなくなります。また、糖質を効率よく燃焼するには、ビタミンB_1が不可欠です。

米、小麦、トウモロコシ、サトウキビ、テンサイ、果物類、芋類などに多く含まれています。

タンパク質の役割

体の生命活動に関わる器官や臓器などの多くはタンパク質でできています。また、糖質・脂質が足りなくなると体は筋肉のタンパク質をエネルギー源にするため、筋肉が減少してしまいます。しかし、タンパク質は余剰分を体に蓄積できないので、適量を日々摂取する必要があります。

肉、魚、大豆、乳製品のほか、白米、小麦などにも含まれています。

脂質の役割

脂質も糖質と並ぶ体のエネルギー源で、糖質やタンパク質よりも多くの熱量を生み出せます。また、細胞膜や血液など、体の成分になったり、ビタミン類の吸収を助けたりもしています。

脂質は脂肪となって体に蓄えられるエネルギー源です。脂肪の種類によって、効用や特徴が異なります。

ヤシ、ココナッツ、牛肉、羊肉、バター、ラードなどには飽和脂肪酸が多く含まれています。

オリーブや菜種はオレイン酸を多く含みます。心臓病やがんのリスク低下作用があります。コーン、ベニバナ、大豆、レバー、卵などは多価不飽和脂肪酸を多く含みます。

亜麻、シソ、サバ、サンマ、イワシ、カツオ、マグロなどはオメガ-3系多価不飽和脂肪酸を多く含みます。

鉄の役割

赤血球の成分になるので、欠乏すると貧血になってしまいます。

レバー、ヒジキ、アサリ、ウナギ、サンマ、赤貝、小松菜、大豆、納豆などに多く含まれます。

亜鉛の役割

生命活動を促進させる酵素の成分であり、新陳代謝の活性化などにも欠かせません。

牛レバー、牡蠣、ホタテ貝、タラコ、大豆、空豆などに多く含まれます。

マグネシウムの役割

体温の調節や筋肉の働きに深く関わっているので、冷えに対して医師より処方されることも多く、肥満、糖尿病がある人、飲酒する人は意識的に摂取するほうがよいでしょう。

アーモンド、クルミ、コンブ、ワカメ、牡蠣、玄米、栗、大豆、納豆などに多く含まれます。

ビタミンB群の役割

糖質が燃焼する際に代謝を補助するビタミンB_1、三大栄養素を分解してエネルギーに変える際に働くビタミンB_2、タンパク質の代謝に関わるビタミンB_6、造血に関わるビタミンB_{12}、葉酸、三大栄養素の代謝に関わるナイアシン（ビタミンB_3）などがあります。

ビタミンB_1はコンブ、豚肉、鶏レバー、大豆、エンドウ豆、玄米、牛乳、卵黄、ゴマ、ピーナツ、ウナギ、タラコなどに多く含まれ、ビタミンB_2はレバー、アボカド、モロヘイヤ、卵、サバ、ウナギ、サンマ、ハマグリ、納豆、春菊などに多く含まれます。

ビタミンB_6はレバー、肉類、サンマ、カツオ、卵、豆類、トウモロコシ、ハチミツ、赤ピーマン、サツマイモ、バナナ、キャベツ、干しブドウなどに多く含まれ、ビタミンB_{12}はシジミ、赤貝、サンマ、牡蠣、鶏卵、レバー、チーズなどに多く含まれます。また、葉酸は菜の花、ブロッコリー、芽キャベツ、ホウレンソウ、アボカド、イチゴ、インゲン豆、レバー、牛乳、胚芽米、卵黄などに多く含まれます。

ビタミンCの役割

血液をはじめ、体の多くの機能に関わるので、体温を上げるためには重要な役割を果たすビタミンの一つです。免疫機能の維持や向上に役立ち、抗ストレスホルモンもつくります。

柑橘類、イチゴ、トマト、ジャガイモ、赤ピーマン・黄ピーマン、ブロッコリー、カボチャ、アセロラ、サツマイモなどに多く含まれます。

ビタミンEの役割

末梢神経を拡張して血液の循環を促し、動脈硬化の原因を防ぐなど、血液の循環に不可欠であるほか、自律神経も調整するので、冷えの改善には欠かせないビタミン。

ウナギ、ハマチ、カボチャ、モロヘイヤ、ホウレンソウ、サフラワー油、綿実油、アーモンド、玄米などに多く含まれます。

22 体温を上げる食べ物は？

体を温める食材を取り入れよう！

体を温め、体温を上げるには、どんな食材を食べればよいのでしょうか？　ここでは、体温を上げる効果が期待できる食材や料理、体を冷やす食材や料理の見分け方についてご紹介します。

体温を上げる食材

血行をよくする食材
・ニンニク
・ショウガ
・ネギ
・トウガラシ
・少量の酒
…etc

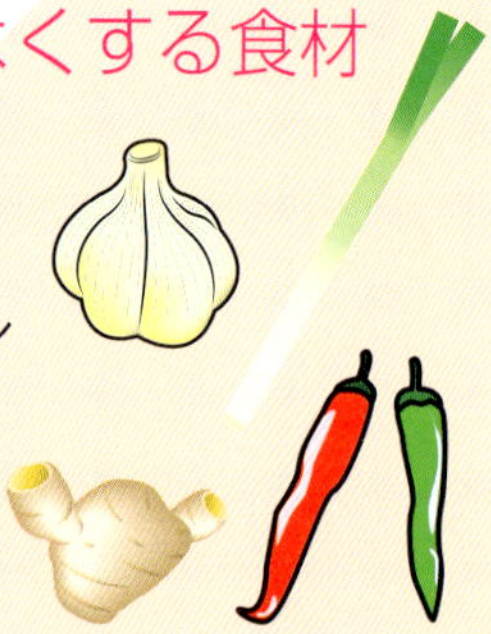

発酵食品
・味噌
・漬物
・醤油
・キムチ
…etc

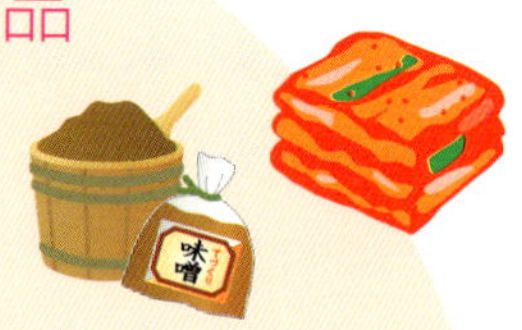

良質のタンパク質
・肉
・魚
・豆類

温かい料理・加熱調理した料理
・スープ
・煮物
・蒸し野菜や焼き野菜
　などの温野菜

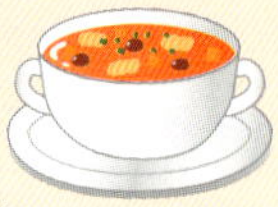

余分な水分を排出する食材
・温かい紅茶
・黒豆、小麦、はと麦
・らっきょう

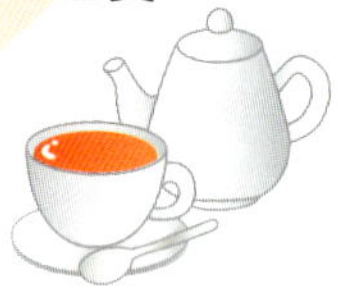

体を冷やす食材

冷たい料理デザートや飲物
・ビール
・ジュース
・アイスクリーム
…etc

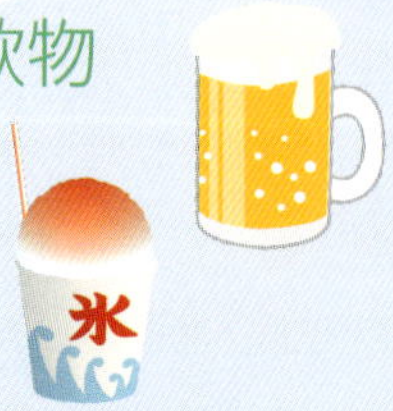

甘いもの
・白砂糖
・ケーキ
・清涼飲料水
…etc

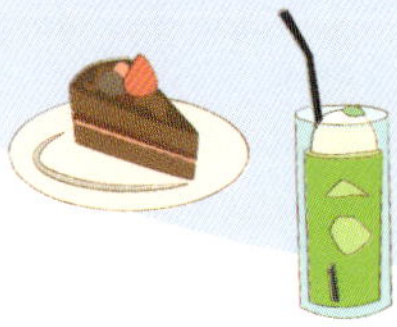

体を冷やす食材
・キュウリ
・ナス
・スイカ
・マンゴー
…etc

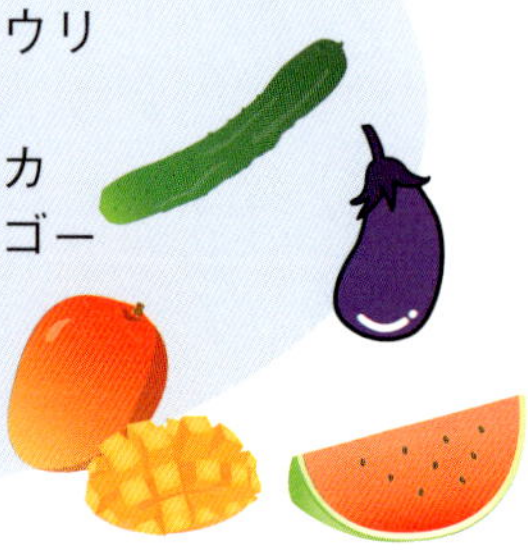

食材を見分けるポイント

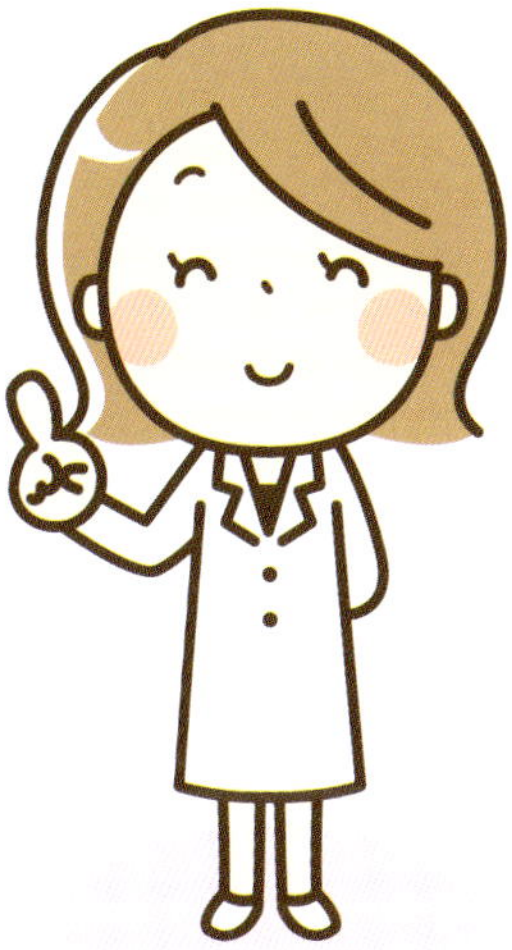

体を温め体温を上げるために役立つ食材か、それとも体を冷やす食材なのかを見分けるポイントはいくつかあります。必ずすべてに合致するとは限りませんが、参考にすると選びやすくなります。

体を冷やす食材については、夏で体温を下げたいときなどに食べるようにするとよいでしょう。また、体を冷やす食材でも、加熱し、温かい状態で体を温める食材などと一緒に食べれば、体を冷やす作用がやわらぎます。

1 色で見分ける

赤・橙・黒など色が濃い食材や暖色の食材には体を温める作用があるものが多く、青・緑・白など色が薄い食材や寒色の食材には体を冷やす作用があるものが多いようです。

温める	赤	赤唐辛子、赤ピーマン、赤身の肉・魚、紅茶、赤ワイン
	橙	カボチャ、ニンジン、味噌
	黒	黒豆、ヒジキ、ゴマ、黒糖、プルーン、しょうゆ
冷やす	青	ナス
	緑	キュウリ、レタス、生のキャベツ、バナナ、レモン、スイカ
	白	モヤシ、牛乳、白砂糖

2 産地や旬で見分ける

寒い季節や寒い地方では体を温める食材がよく育てられ、暑い季節や暑い地方では体を冷やす食材がよく育てられます。そこで、産地や旬も、食材の性質を見分けるポイントになります。

温める	北国	サクランボ、プルーン、蕎麦、鮭
	冬	リンゴ、カブ、レンコン
冷やす	南国	バナナ、パイナップル、マンゴー
	夏	キュウリ、スイカ、ナス、トマト

3 生育の仕方で見分ける

野菜や穀類などは、生育の仕方で見分けることもできます。地面の中で育つ根菜類などには体を温める食材が多く、地上で育つ葉や実などには体を冷やす食材が多いとされています。

●健康茶もいい

お茶と言えば体を温めるイメージがあるが、種類によってはかえって体を冷やすものもある。血流を促進したり、中性脂肪やコレステロールを下げるなどして体を温めるものを選ぶようにする。

ルイボスティー

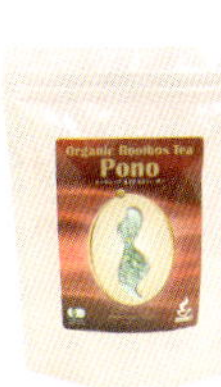

ルイボスティーは、ミネラルが豊富で抗酸化作用があるノンカフェインのハーブティー。脂肪を燃焼させて体温を上げる。冷えや体温低下の原因となる体内の余分な水分を排出する働きも。

取材協力：ファスティングライフ㈱　オーガニックで最上級の原料を使用した『オーガニックルイボスティー　ポノ』。

ゴボウ茶

体を温める食性のあるゴボウとショウガのエキスを、温かいお茶の状態で摂取すると、体を温め、血行を促進する。

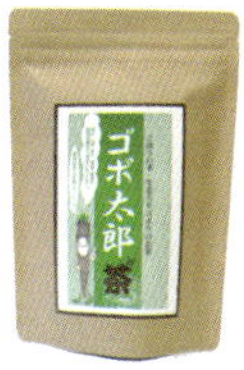

取材協力：㈱レホルム生活社　ゴボウの茎と根、ショウガを使ったゴボウ茶が『ゴボ太郎茶』。湯を注ぐだけで飲める。飲んだ後は料理に使って繊維を摂ることも。

食べ物の〝食性〟を知ろう！

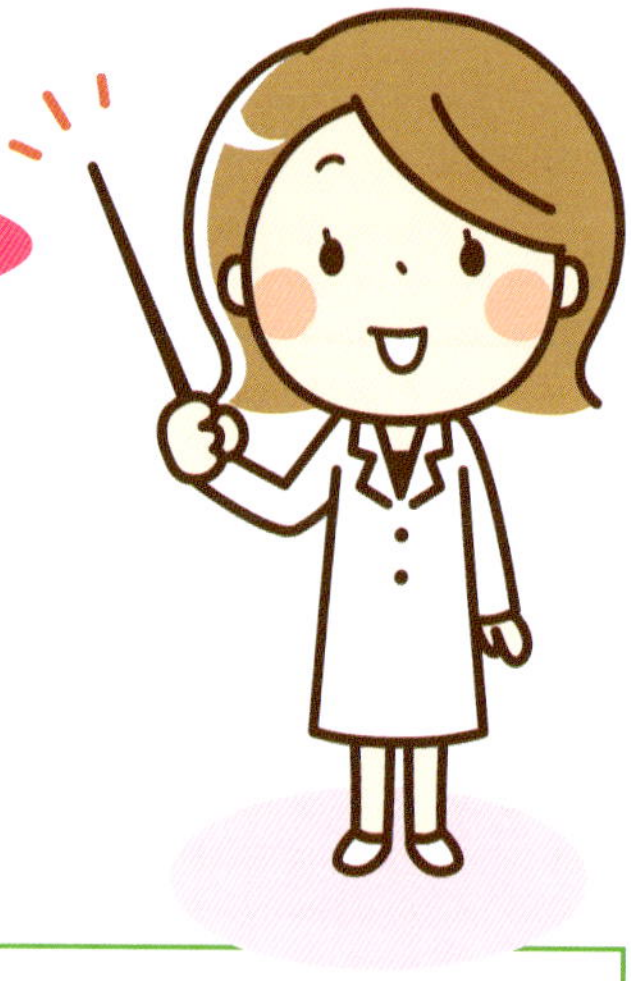

東洋医学においては、体を温めるかどうかで食べ物を分類し、おおまかに「熱」「温」「平」「涼」「寒」の５種類に分けられます。体温を上げるには、「熱」「温」「平」の食品を中心にした食事を摂るとよいでしょう。
それぞれの〝食性〟や、代表的な食材例をまとめました。

<table>
<tr><td rowspan="2">体を温める食べ物</td><td>熱</td><td>体を温める作用が強く、興奮作用がある</td><td rowspan="2">もち米、ふ、ライ麦
黒砂糖、水あめ
ごま油
クルミ、松の実、栗
インゲン、空豆、納豆
アジ、サバ、イワシ、フグ、エビ、タイ、カツオ、タラ、ナマズ、ブリ、アナゴ、ウナギ
羊肉、鶏肉、鹿肉
チーズ
タマネギ、ニラ、ニンニク、ショウガ、ネギ、カブ、カボチャ、ダイコン、シシトウ、シソ、チンゲンサイ、ミョウガ、ヨモギ、ワサビ、レンコン、ゴボウ、ニンジン、桃
ザクロ、キンカン、ナツメ
日本酒、紅茶、ココア、中国茶、ハーブティー
みりん、カラシ、味噌、シナモン、コショウ、山椒、唐辛子、クローブ、八角</td></tr>
<tr><td>温</td><td>体を温める作用がある。習慣的に多めにとっていると、冷えた状態からも回復しやすくなるという実験データ※もある。</td></tr>
<tr><td>中間の食べ物</td><td>平</td><td>体を温めたり冷やしたりする作用は少ない</td><td>米、トウモロコシ、サトイモ、ジャガイモ、サツマイモ、ヤマイモ
蜂蜜
ゴマ、ギンナン、クコの実、けしの実、落花生、ココナッツ
大豆、小豆、エンドウ豆
ドジョウ、フナ、ハマグリ、コイ、サヨリ、舌平目、スズキ、シラウオ、タチウオ、ヒラメ、アワビ、イカ、クラゲ
牛肉、豚肉、鶏卵
ブドウ、アンズ、イチジク、カリン、干し柿
醤油、食塩</td></tr>
<tr><td rowspan="2">体を冷やす食べ物</td><td>涼</td><td>体を冷やす作用がある</td><td rowspan="2">蕎麦、小麦、コンニャク
白砂糖
豆腐
青海苔、昆布、テングサ、モズク、ワカメ
カニ、シジミ、タコ
馬肉
牛乳、バター
バナナ、マンゴー、パイナップル、梨、柿、スイカ、イチゴ、メロン、枇杷、ミカン
緑茶、コーヒー
合成酢</td></tr>
<tr><td>寒</td><td>体を冷やす作用が強く、鎮静・消炎作用がある</td></tr>
</table>

※女子栄養大と北里研究所の共同実験「東洋医学における食性の研究」（女子栄養大学臨床栄養学第２研究室）

こんな天然素材も効果的。健康食品も上手に取り入れよう

天然素材やスーパーフードなどを上手に活用すると、健康をサポートするうえで大きな効果を望めることもあります。
最近では、体の冷えや低体温を解消するためのサプリメントや健康食品などもあります。こうした健康食品は、食材を家庭で調理して食べるよりも、栄養素を凝縮し効果的に摂取・吸収できるように工夫がこらされているので、無理なく取り入れやすいものを選び、活用するのもよい方法です。

フコイダン

フコイダンとは、コンブ、ワカメ、メカブ、モズクなどの海藻のぬめり成分。コレステロールを低減し血液をさらさらにするので血流をよくする効果がある。また、抗ウイルス・抗菌・抗酸化作用もある。

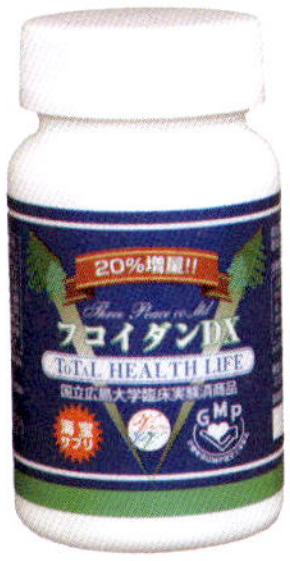

取材協力：㈱スリーピース　フコイダンをはじめ、DHAやイチョウ葉エキスなども配合し、基礎体温の上昇効果を高めた『フコイダンDX』

水素

体内の酵素に働きかけ活性化させることで、代謝アップや免疫力アップに効果があると、近年注目されているのが水素。体温上昇の効果も期待できる。水素水などのほか、サプリメントなどでも摂取できる。

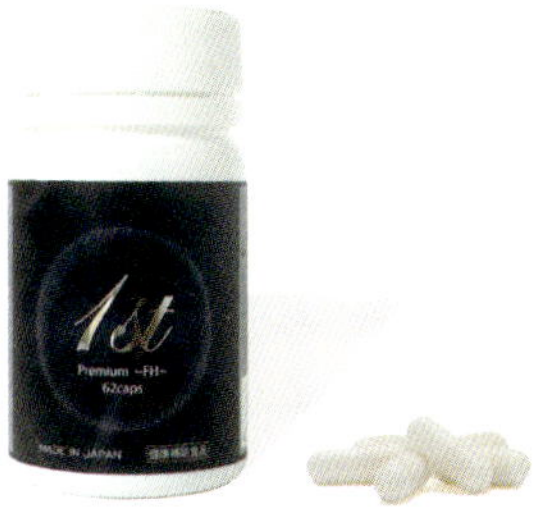

取材協力：㈱プリモワールド　プラチナ(白金ナノコロイド)を使用して長時間水素が発生できるようにした水素サプリメント『ファーストプレミアムエフエイチ』

ファスティング酵素

ファスティング(断食)にはダイエット、デトックス、免疫向上、生活習慣病の予防、アンチエイジングなど幅広い健康効果があるとされるが、体温を上げる働きも期待できる。

取材協力：ファスティングライフ㈱　酵母エキス(グルタミン酸、システイン、グリシンの３つのアミノ酸を含む)やマグネシウム、L-カルニチン、MSM(メチルスルフォニルメタン)、金時ショウガ、シリカ(珪素)等の栄養素を含み、ファスティングの健康効果をさらに高める『KALA』『MANA酵素』

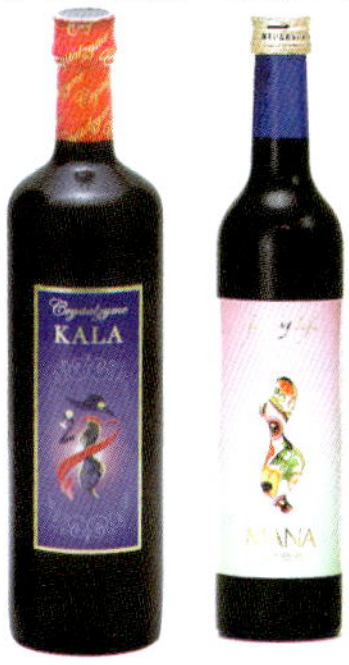

乳酸菌

善玉菌の代表格のひとつ乳酸菌は、腸内の環境を整え、正常体温下で健康維持にすぐれた働きをすることで知られています。

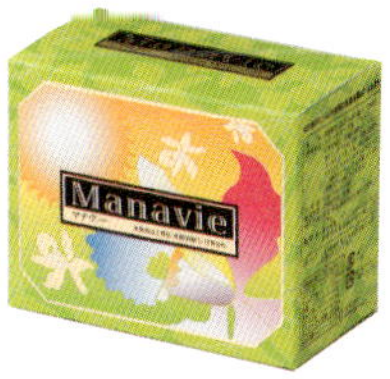

取材協力：㈱アージュセルビス　乳酸菌を効率よく補給するには１兆個以上の菌数が必要と言われるが、「EC-12乳酸菌」にはグラム５兆個の乳酸菌が含まれる。これと、期待の新素材である「メロングリソディン(R)」を組み合わせたサプリメントが『マナヴィー』

高麗人参

漢方食材として知られる高麗人参には、体を温め、血の巡りをよくする成分「サポニン」が含まれている。そのままの摂取は手間がかかるので、エキス錠や茶などがよい。

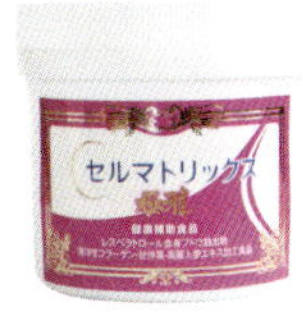

取材協力：ビューティーアーティストNoji Co.,Ltd　高麗人参と杜仲茶とサメヒレ軟膏をブレンドして飲みやすいエキス加工食品とした『セルマトリックス極雅』

寒さや暑さによって異なる生理現象が起きる！

23 寒い季節に体温を上げるのに効果的なのは？

人間は、気温や室温など、体の外の温度が変わっても、体温を一定に維持できる仕組みをもった「恒温動物」です。体温を調節する仕組みを利用して、寒い季節に体温を上げるためのコツをご紹介しましょう。

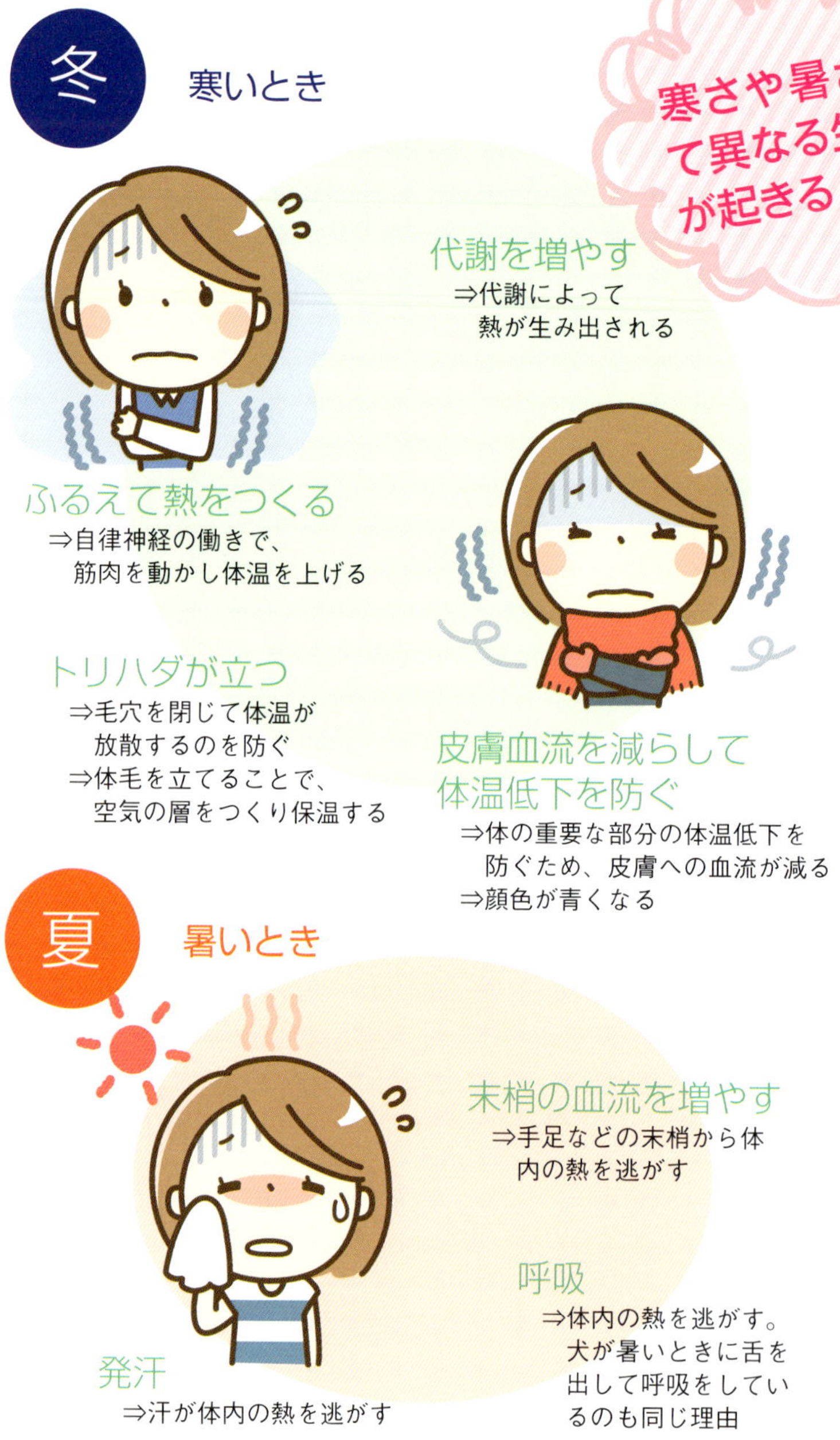
冬
寒いとき
代謝を増やす
⇒代謝によって熱が生み出される
ふるえて熱をつくる
⇒自律神経の働きで、筋肉を動かし体温を上げる
トリハダが立つ
⇒毛穴を閉じて体温が放散するのを防ぐ
⇒体毛を立てることで、空気の層をつくり保温する
皮膚血流を減らして体温低下を防ぐ
⇒体の重要な部分の体温低下を防ぐため、皮膚への血流が減る
⇒顔色が青くなる
夏
暑いとき
末梢の血流を増やす
⇒手足などの末梢から体内の熱を逃がす
呼吸
⇒体内の熱を逃がす。犬が暑いときに舌を出して呼吸をしているのも同じ理由
発汗
⇒汗が体内の熱を逃がす

寒さを感じたときに、ふるえたり、顔色が悪くなったり、トリハダが立ったりします。

こうした人間の体に自然に起こる生理現象には、体温の低下を防いだり、体温を上げるための熱をつくったりする活動のヒントがあります。

そこで、こうした生理現象にのっとった活動をすると、自分の意志で体温の低下を防いだり、体温を上げたりすることができます。

生理現象を利用した、寒いときに体温を上げる工夫

気温が低い季節に限らず、職場のエアコンの温度設定が低い、気温・室温が低い場所で長く留まらなければいけない場合には、次のような備えや対策をしておくとよいでしょう。

運動しよう！

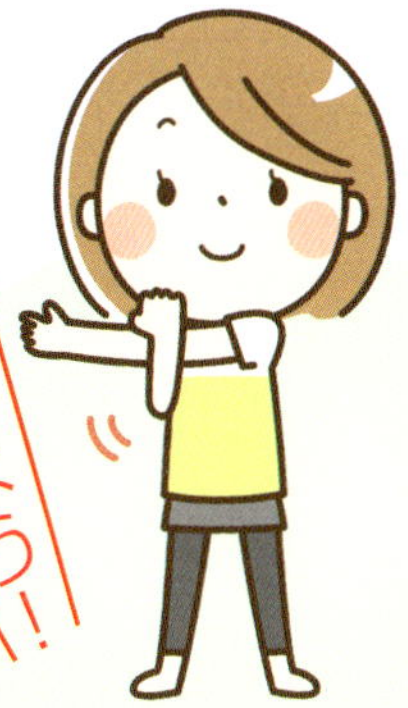

筋肉を動かすと熱が発生するので、温かくなります。運動時に筋肉が生み出す熱は、体全体が生み出す熱の７割以上にもなるので、寒くて体温が下がったときは、筋肉を使う運動が非常に効果的です。特に太ももには大きな筋肉が集まっているので、歩く・走る・スクワットをするなど、太ももを使うような運動を心がけてみましょう。

食べよう！

お腹が空いている場合は、食事や間食をとると、寒さがやわらぎます。できるだけ温めた食べ物・飲物を摂り、体を温める食材を加えると、さらに効果が高まります。(詳しくはP50～53を参照)

防寒しよう！

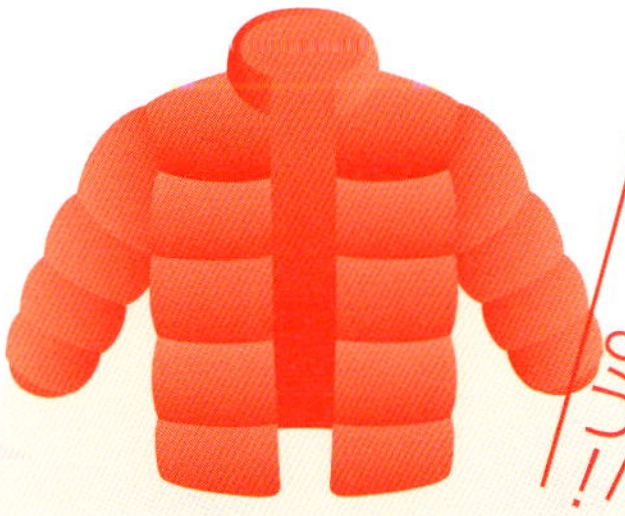

熱の放散を防ぐとともに、空気の層をつくって保温することが大切です。

こんなアイテムを活用しよう

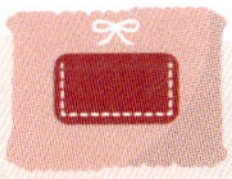

腹巻き　内臓が集まり脂肪も多い腹部と腰が冷えるのを防ぎます。

マフラー・スカーフ　首に巻いて温め血流をよくし、襟元から寒さが入り込むのも防ぎます。常に大判のものを用意しておき、体をくるむようにして用いると、急な寒さに対応することもできます。

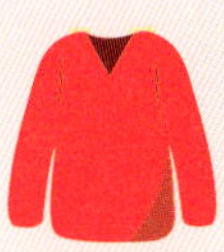

下着　吸湿発熱や高保温性など、寒さに対応したさまざまな機能性の下着が市販されています。特別な機能がなくても、シャツやズボン下・タイツなどの下着を身につけることは、体を冷やさないためにも重要です。

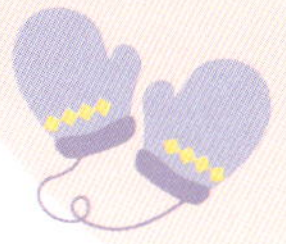

手袋　手先の冷えを防ぎます。

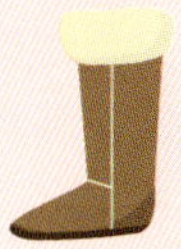

ブーツ　足元の冷えを防ぎ、血流が悪くならないようにします。

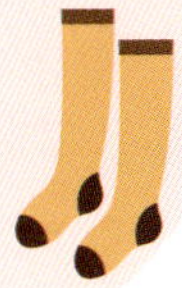

ハイソックスやレッグウォーマー　足元から寒さが入り込むのを防ぎます。

その他、物理的に体を温める方法

グッズを使って体を温めよう！

温かいアイテムを使い、体を温めることも有効です。

✖肌に直接触れないようにして、長時間用いる場合は、低温ヤケドに気をつけましょう。

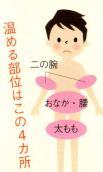

大きな筋肉がある場所や、太い血管がある場所を温めるようにすると、効果的に体温を上げ、血流をよくすることができます。

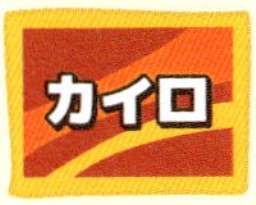

使い捨てカイロ　貼るタイプ、ポケットに入れるタイプ、靴の中に入れて使うタイプ、温灸用のものなど、さまざまな商品がドラッグストアなどで市販されています。用途に応じて使いわけるとよいでしょう。また、昔ながらのベンジンを用いるタイプは高温になるので、ヤケドに気をつけて用いましょう。

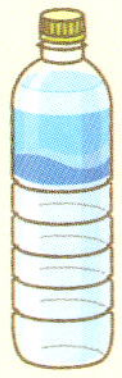

お湯入りペットボトル　湯たんぽがない場合に、ホットドリンク用のペットボトルに80度以下の湯を入れて代用することができます。お湯で濡らしたタオルでくるみ、ビニール袋に入れるとさらに効果が増します。

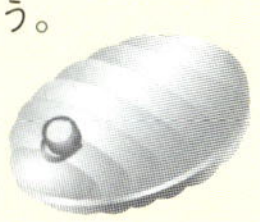

湯たんぽ　就寝中に布団の中で用いたり、デスクワークの際に太ももの上に置いたりして、体を温めます。

入浴しよう！

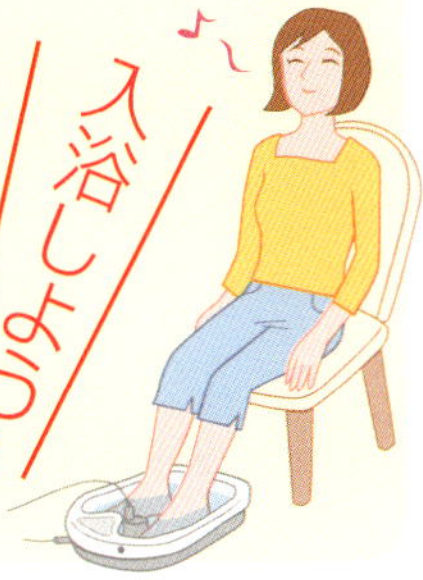

寒い季節ほど、入浴の効果が高まります。湯温は少し熱めにし、湯にアロマオイルなどを垂らしてもよいでしょう。

⇒入浴できないときは、足湯や手湯も効果あり！

24 低体温を改善する生活の工夫は？

ここまでにご紹介した、体温を上げる代表的な方法のほかにも、さまざまな工夫があります。ここでは、自分で簡単にできるものを中心に、ご紹介していきましょう。

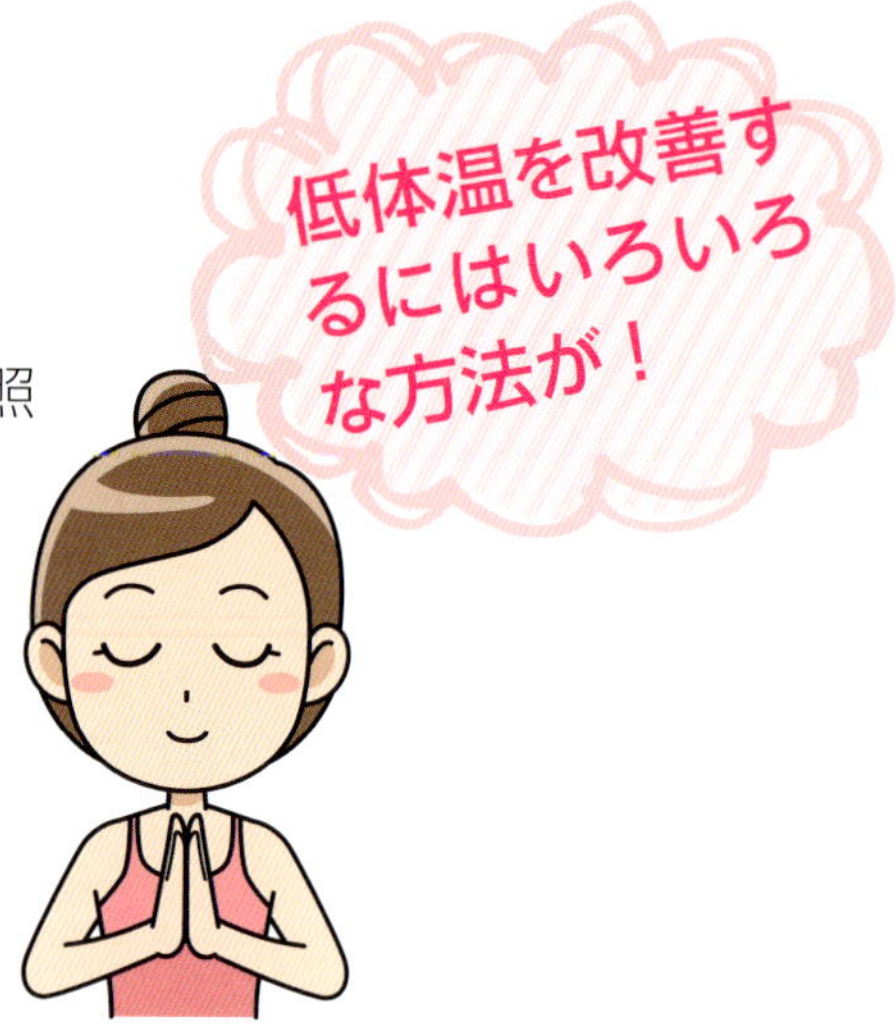

自分でできるもの

・爪もみマッサージ⇒P41 参照
・指のマッサージ
・ドライヤーによるお灸
・耳もみ
・呼吸法

専門家による施術や指導

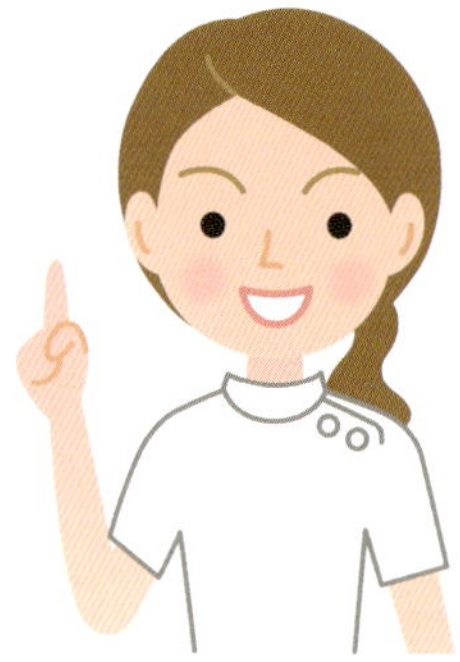

・ミネラルファスティング
・鍼灸
・指圧
・アーユルヴェーダ
・オイルセラピー
・整体法・操体法
・リフレクソロジー
・ヨガ・ホットヨガ
・ピラティス
・漢方薬

専用の施設で行なうもの

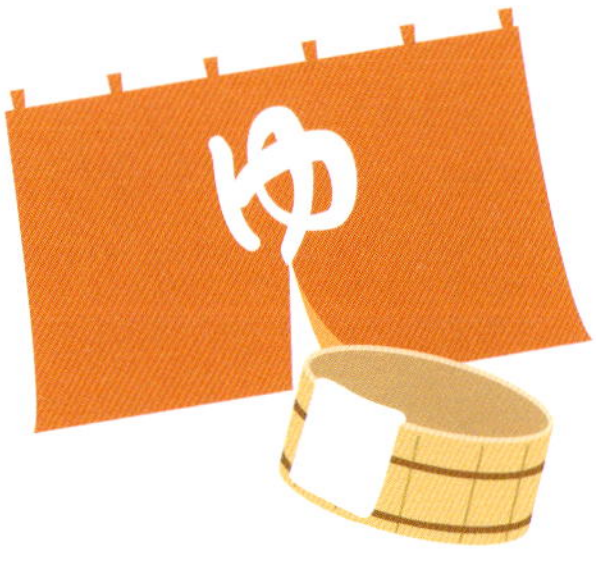

・陶板浴
・ヨモギ蒸し
・サウナ
・専用の温熱器
（ドーム型のもの
遠赤外線を利用　etc

自分でできるものは、生活習慣や性格に合わせて取り入れましょう！

呼吸法

口で大きく息を吐き出してから、鼻から腹を膨らませるように大きく吸います。次に鼻から少しずつ時間をかけて吐き出しましょう。このとき、腹を凹ませるように意識すると効果的です。吐き出す時間が自然に長くなってくるまで繰り返すとよいでしょう。呼吸が深くなると副交感神経を刺激して、体がリラックスした状態になります。酸素をたくさん取り込むことで、体を燃焼させる効果も大きくなります。

ホットブランケットを上手に利用

電気式のものもありますが、できるだけ電源無しで自然に温熱効果があるホットブランケットのほうが体を芯から温めてくれます。睡眠の質も高めてくれます。

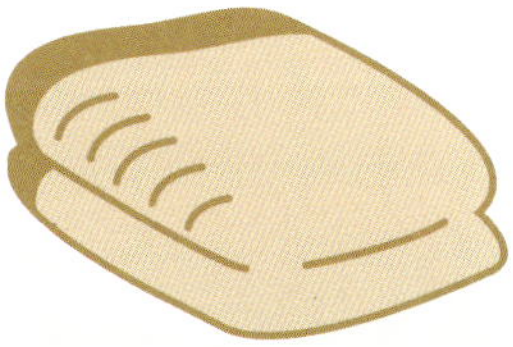

指のマッサージ

指先から根元までを親指の腹でほぐすようにマッサージすると、血の巡りがよくなります。

体が柔らかい人は、手の指で足の指を握手するように握る、足指のマッサージも効果があります。

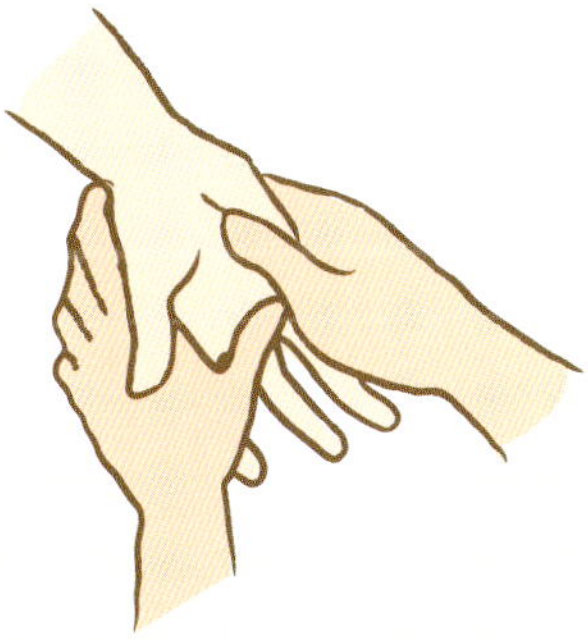

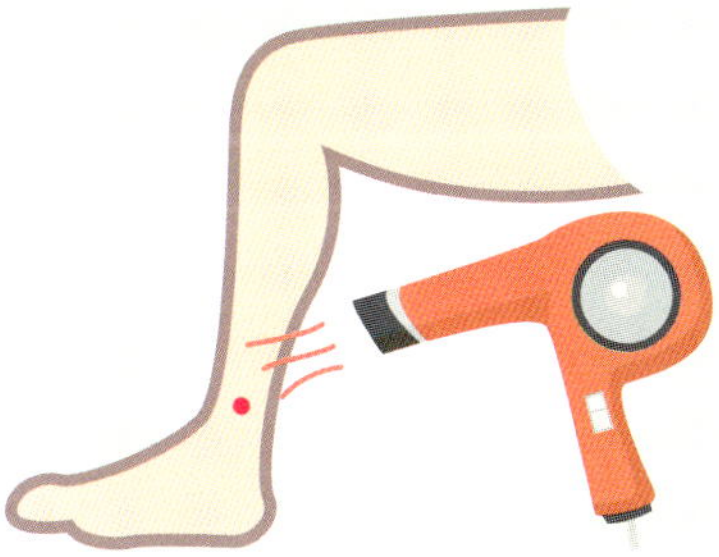

ドライヤーによるお灸

ツボのあるポイントを狙い、送風口を皮膚から10cmほど離して、温風を当てます。1ヶ所につき3分が目安ですが、熱いと思ったら、すぐにやめましょう。

両脚の内くるぶしの最も高い位置から膝に向かって9cm（指4本分）ほどの位置にある「三陰交」というツボを温めると冷えの解消に効果的です。

専門家による施術や専門施設のサービスを賢く使うのも一つの手！

ミネラルファスティング・ヨガ・ピラティス

スポーツクラブなどの教室で、最初は専門家の指導を受けて、正しいやり方を覚えるとよいでしょう。ミネラルファスティングはミトコンドリアが活性化することで体温が上がります。

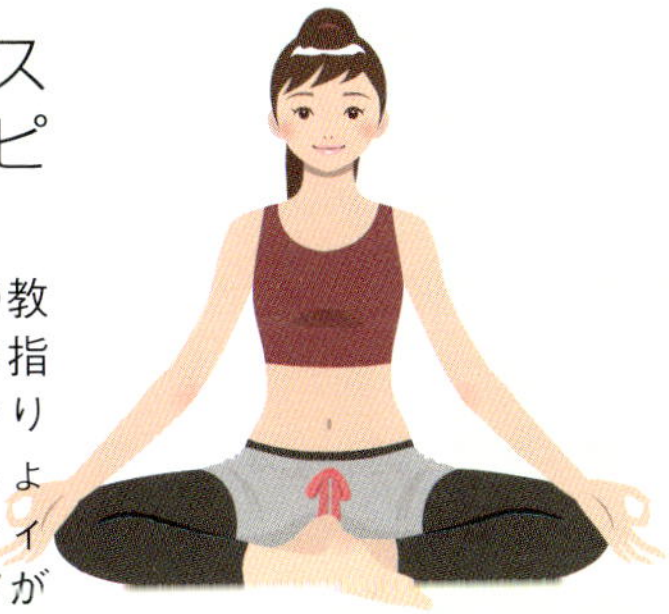

鍼灸・指圧・アーユルヴェーダ・オイルセラピー・整体法・操体法・リフレクソロジー

専門家の施術を受けるとよいでしょう。

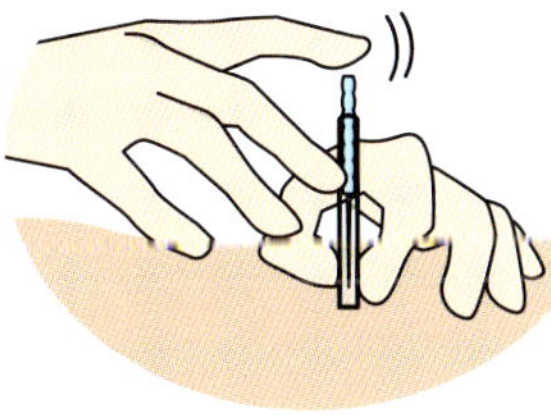

漢方薬

漢方薬局や薬剤師のいる薬局などで、自分に合ったものを選んでもらうとよいでしょう。

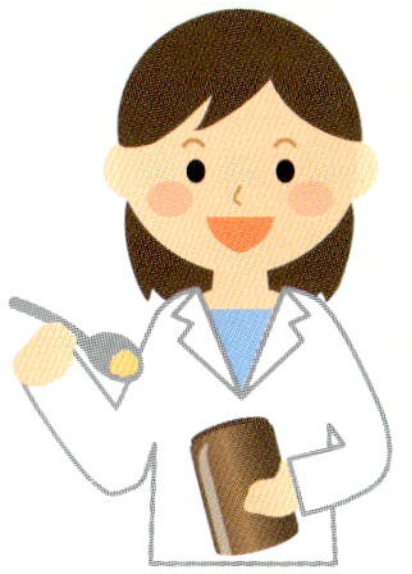

陶板浴・ヨモギ蒸し・サウナ・専用の温熱器（ドーム型、遠赤外線等）

専門の施設のほかに、スポーツクラブやスーパー銭湯などに、設備が用意されていることもあります。説明をよく聞いて利用してください。

体温アップを通じて健康に寄与する 温熱シニアフィットネス

人は加齢とともに筋肉量が減少し、体温も低下しがちになります。そこで、年齢や体力に適した運動が必要になってきます。50歳以上のシニアを対象に、温熱効果を活用したフィットネスの取り組みをご紹介しましょう。光温熱の専用器具を活用した半身浴で体の深部を温めてから、シニアの体力に見合った軽負荷の筋肉トレーニングやストレッチを行ないます。心身に負担をかけずに体を温め、筋力も増強していきます。

温熱シニアフィットネスの流れ

10分間 **バイタルチェック**

20分間

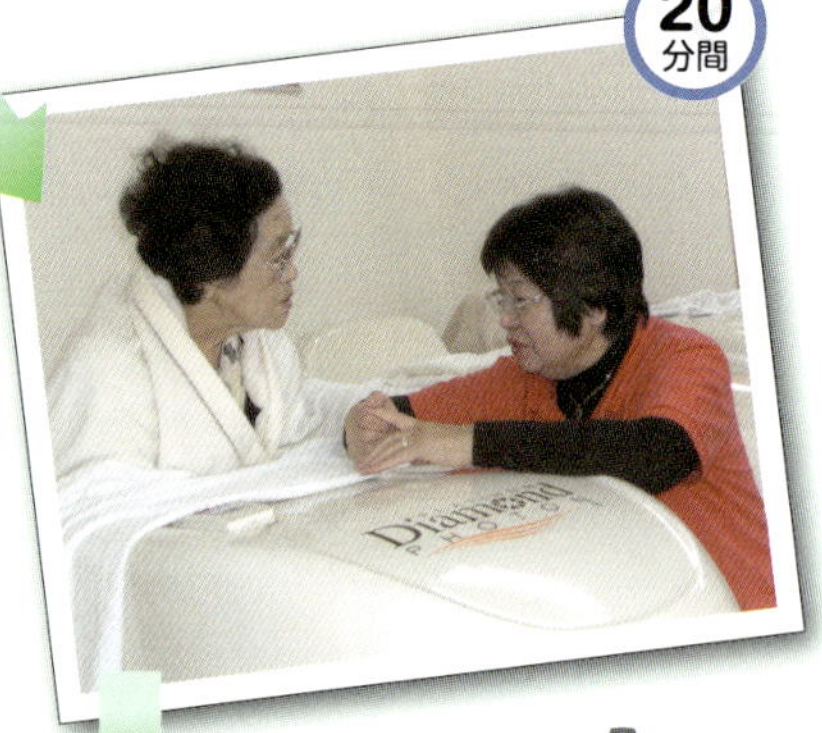

光温熱半身浴

ナノプラチナとナノダイヤモンドを組み合わせることで、遠赤外線が効果的に発生する光温熱で半身浴を行なう。体の深部を温めることで新陳代謝を促進させる。筋肉や関節を柔らかくほぐすため、トレーニング時のケガの予防にもなる。

10分間

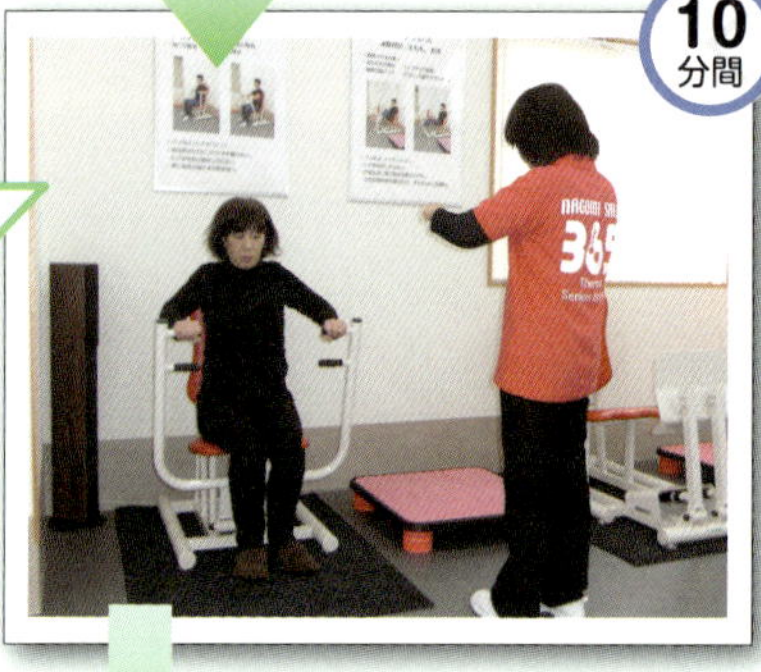

サーキット式トレーニング

筋力トレーニングに有酸素運動を組み合わせた1周約10分間のトレーニング

- 下半身全体の筋肉運動
- ステップ有酸素運動
- 腹筋・背中の筋肉運動
- 太ももの内側の筋肉運動
- ステップ有酸素運動
- 太ももの外側の筋肉運動
- ステップ有酸素運動
- 下半身全体の筋肉運動
- 胸・肩・背中・腕の筋肉運動

スロートレーニング

シニアに適した軽度の筋力アップ運動中心のサーキット式トレーニングを行なう。筋肉の衰えを防ぎ、成長ホルモンの分泌を促す。

10分間

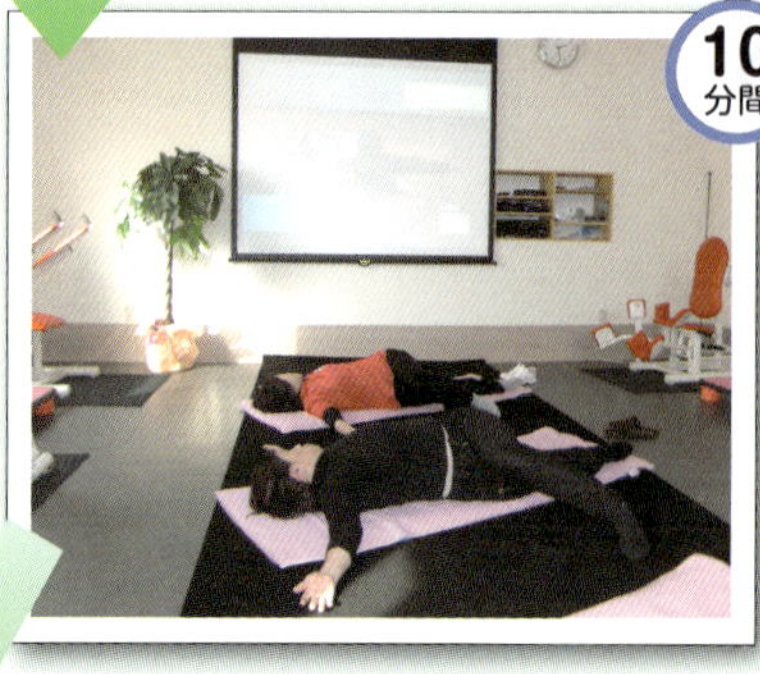

スローストレッチ

体を温めながら全身の柔軟性を取り戻すストレッチを行なう。筋肉に「糖」がまとわりつくと筋肉が伸びにくくなり筋肉・骨・血管が老化するので、ストレッチで改善する。

10分間

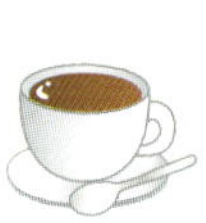

ティータイム

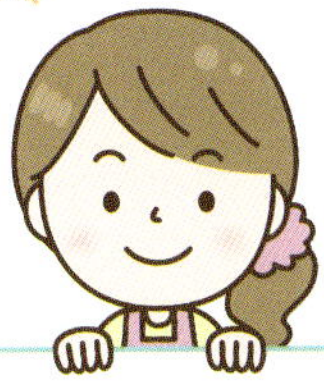

温熱シニアフィットネス、その効果は？

温熱シニアフィットネスの利用者の反応を検証すると、運動不足解消や冷え解消など、半年以内に体調がよくなったという答えが7割に達しています。また、1年以上継続した人の血圧を測定すると、男女ともに血圧が下がり、安定していることがデータによって明らかになっています。

利用者の反応

温熱シニアフィットネスに取り組む目的は？

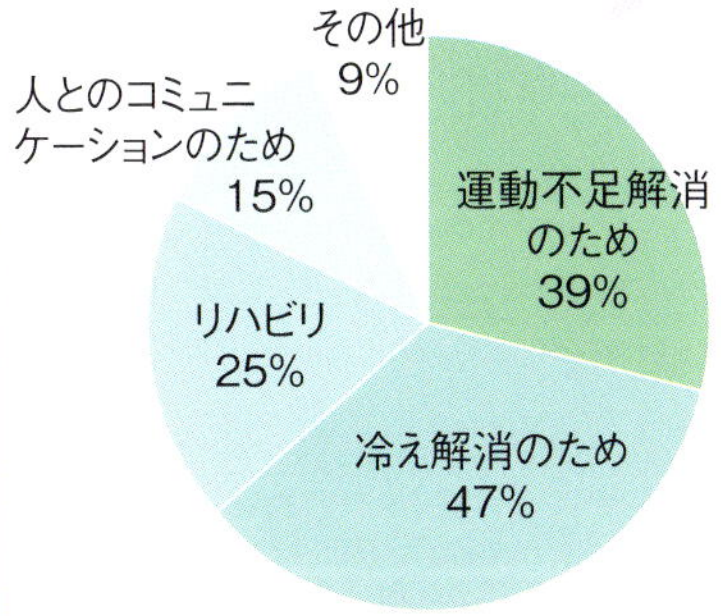

体調に変化は？

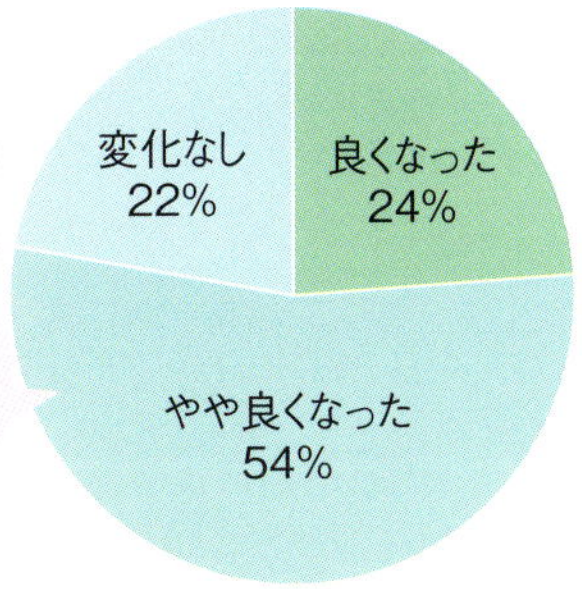

体調がよくなったのは、開始からどのくらいで感じたか？

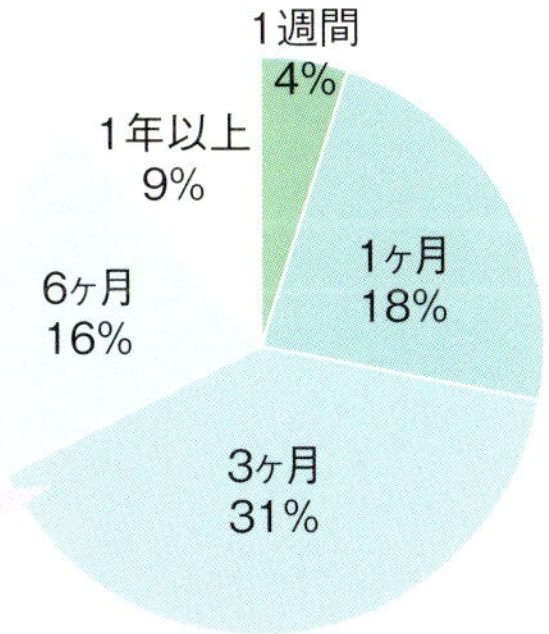

血圧が安定

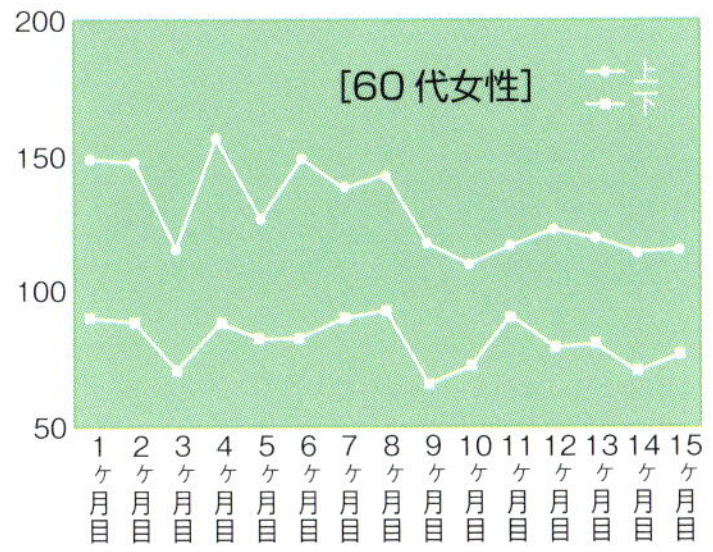

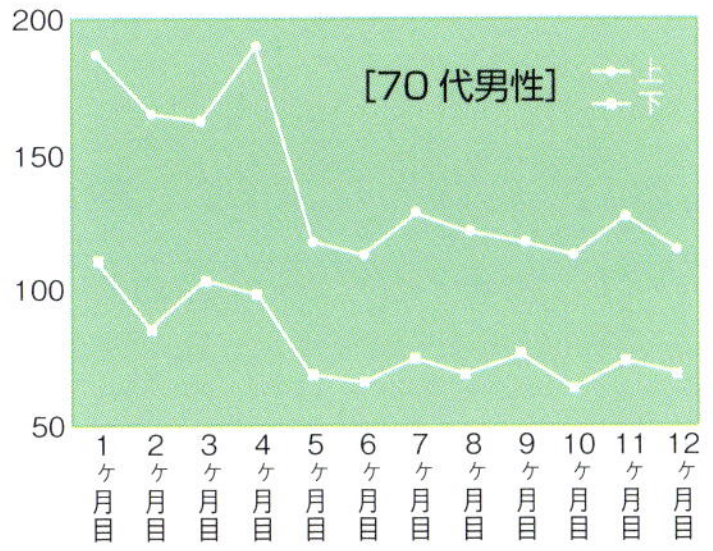

フィットネスのあとは自宅でケア

トレーニングのあと、自宅でも体を冷やさないことが大切。入浴の他にも、日中、寝る際に体の深部を温める遠赤外線を効果的に発する温熱機器、寝具を利用するのも一つの方法。

取材協力：なごみサロン365熊本天草／株式会社レインボー

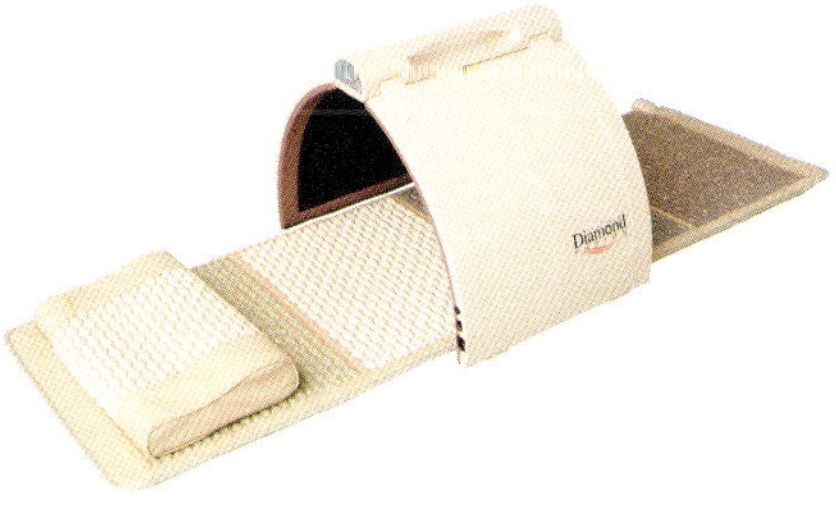

『PDPマルチドームⅡ＆PDPヒートマット』
コンパクトなマルチドームと、シニアフィットネスでスローストレッチを行なう際にも使われているPDPヒートマットは、収納、持ち運びも簡単で、自宅でも手軽に光温熱浴が可能。

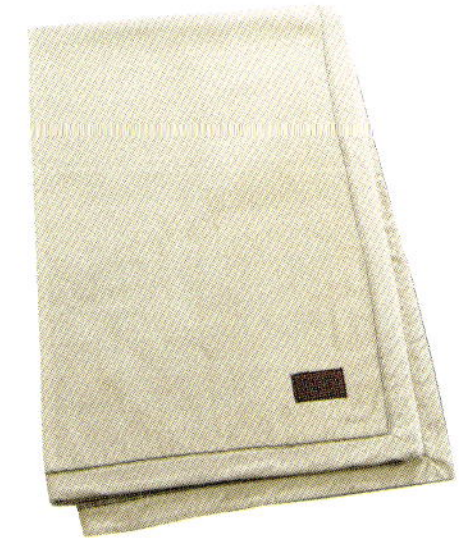

『PDPケット』
ナノプラチナとナノダイヤモンドを使用した特殊繊維でできたブランケット。人生の3分の1の時間とも言われる貴重な睡眠時間を、遠赤外線の優しい温かさが包み込んでくれる。

25 体温を上げたらこんなに元気になった!!

読者の皆さんより一足お先に、体温アップに取り組んだ方たちに経験談や、取り組み前・取り組み後の変化についてうかがいました。皆さんも体温を上げて、元気にイキイキと毎日を送りませんか?

体温UPで毎日イキイキ!

体温が上がって、上室性頻拍の発作がなくなる

(吉田千鶴子・68歳女性)

35・5℃だった体温を上げるように取り組んだところ、現在は平熱が36・4℃になりました。すると、持病の上室性頻拍で、脈拍が1分間で200回以上あったのが、3ヶ月で発作が起きなくなり、甲状腺機能低下症も改善されました。白血球の値も、2500から3500へと嬉しい変化。40年来のお付き合いだった花粉症による目のかゆみもなくなりました。

血流がよくなったことで肩こりも改善され、おまけに足にできていた魚の目までできなくなりました!

私の娘は、体を温めて子宝に恵まれました

(加藤良江・74歳女性)

私の娘はなかなか子宝に恵まれず、32歳の折、思い切って不妊治療に切り替えましたが、そのときに医師から「あなたの卵子は老化している」と言われ、悩んだようです。

そこで私は、まずは体を温めることを勧めました。すると半年あまりで卵子が非常によい状態になりまして、めでたく妊娠。34歳にして初めての子どもに恵まれることになりました。

体を温めることは何よりも大切なことだと痛感しています。

楽しくダイエットに成功! 体を温めて半年で驚きの9キロ減

(久米加代子・50代女性)

アラフィフになり、お腹や腰のあたりの脂肪が成長して、今まで履けていたズボンが入らなくなり、横から見るとどんどん厚みが増していて、どうしようと思っておりました。勇気を出して体重計に乗ってみると、なんと今までに見たことのない数値を見てしまったのです。これではただのおばさんになってしまうと一念発起し、ダイエットすること

を決意しました。

大好きな甘いものを控え、夜遅い食事をやめ、毎朝お腹・腰・足を刺激しながら温め、さらに30分間体を温めながら汗を流すことを、楽しく続けました。

半年で体重がなんと9kg、ウエストが12cm、太ももが5cmも減りました。これからも「健康で美しく」をモットーにがんばります。

36・5℃を保って甲状腺肥大による冷えを解消

（藤田幸子・80歳女性）


私は昭和10年生まれの80歳です。10年ほど前から話すときに口が渇いて唾液が出にくくなり、うまく会話ができなくなっていました。体温も35℃台と低く、体力もなく疲れやすい体でした。病院で見てもらった結果、甲状腺が3cmくらいになっているといわれ、定期的に通院しなければなりませんでした。

そんなときに友人から、体を温めることを勧められ、始めてみました。その結果、10年経った今は体温も36・5℃を保つようになり、甲状腺も大きくならず、がんの心配もないといわれ元気に生活しています。体温が36・5℃以上でないと元気な体になれないと、しみじみ感じています。

こぶし大の大腸がんを発見するも体を温めたおかげですっかり元気に

（茂木しのぶ・78歳女性）


低体温で悩んでいたときに、体の温め方を教えてもらいました。体温をこまめに測るようになり、保温性のあるブランケットを使って体を温めるようにすると、すぐに体温が上がったので、驚きました。また温かくして就寝すると朝の起床も気持ちよくなりました。

その後、握りこぶし大の大腸がんが見つかったのですが、転移がなかったのは体を温めていたおかげかもと感動しました。そして入院中も体をしっかりと温めたところ、抗がん剤を使用しなくてもよいと言われました。

退院後も毎日、体をしっかり温め、36・5℃の体温維持に心がけています。そのおかげで、喜寿のお祝いを兼ねて夢だった油彩画の個展を開くことができました。最高の人生です。これからも体をしっかり温めながら、健康で元気な百歳を迎えるまで、旅の思い出を描き続けます。

アスリートの体温を上げて17年、故障しない選手は体温が高い！

（柳下泰子・68歳女性）

元体育教師の私は、アロマオイルや温熱器を使った体調管理でアスリートのお世話をして17年になります。箱根駅伝の選手やオリンピックを目指す選手なども多々お世話をしてきたなかで実感したのは、体温が36・5℃以上ある選手は、病気や故障が少ないということです。

長年苦しんだ膠原病にサヨナラ！ 体温を上げて、年々元気に

（森田絹江・76歳女性）


膠原病のため、半世紀ほど生きた心地のしない日々を送り、周りにも迷惑をかけてきました。今になってわかったのは、それは体温が35℃もない低体温のためだったということです。

体を温める必要性を知り、温めることに努めたところ、体温がまたたくまに36・5℃に上がり、今では年齢とともに元気になり、76歳の今も楽しく現役で毎日忙しく過ごしています。

体温が上がれば自然治癒力が増し、すべてとは言いませんが健康問題も解決するのでしょう。

付　録

体温記録用紙（１週間のチェック表）

体温は、血圧や脈拍、呼吸などと同じように、生命の状態を示す大切なバイタルサインです。毎日決まった時間に計測して、体温アップや健康づくりに役立てましょう。一緒にその日の食事や運動、入浴などの記録もつけておくと、生活を振り返るのに役立ちます。

現在の体温　［　　　．　℃］　➡　**目指すは36.5℃！**

本書のなかから、体温アップのためにチャレンジできそうなことを３つ選んで、まずは１週間続けられるようにがんばってみましょう。

チャレンジ１	
チャレンジ２	
チャレンジ３	

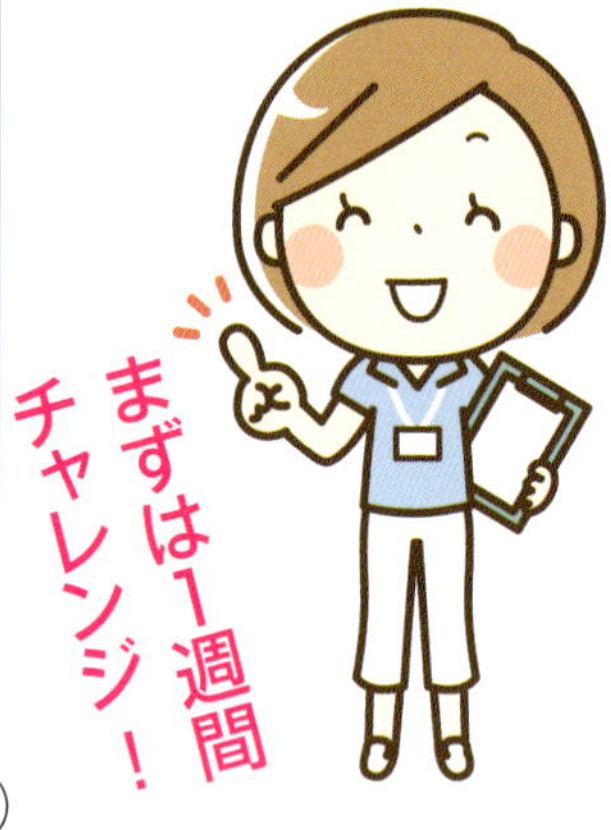

１週間チャレンジ記録用紙

１日目（※以下７日分まで同様に・下記の表をコピーして使ってください）

月　日（　曜日）			
体　温	℃	睡　眠	：　～　：　時間
運　動	分	チャレンジ内容	
朝食のバランス	良・まあまあ・もう少し	朝食の量	多い・まあまあ・少し・なし
昼食のバランス	良・まあまあ・もう少し	昼食の量	多い・まあまあ・少し・なし
夕食のバランス	良・まあまあ・もう少し	夕食の量	多い・まあまあ・少し・なし
チャレンジ１	できた・まあまあ・もう少し・できなかった		
チャレンジ２	できた・まあまあ・もう少し・できなかった		
チャレンジ３	できた・まあまあ・もう少し・できなかった		

体温管理士®とは

低体温による症状に対応し、相談を受けながら適切な助言を行なうのが、日本レホルム連盟が養成する「体温管理士®」です。

低体温に対しては、確実な処方箋をもっている病院や医師はまだ少ないのが現状です。また、体温に関する専門的知識を教育する機関や、体温に関するスペシャリストも世界ではまだ珍しい存在です。

日本レホルム連盟が開設した通信教育講座では、体温に特化した資格「体温管理士®」を取得することができます。家族の健康管理をはじめ、知人や顧客に適切なアドバイスを行ない、低体温の問題解消に向き合います。健康産業や美容産業に従事している方、リフレクソロジーやアロマテラピー、ファスティング、スポーツ施設、治療院、温浴施設などに携わっている方などにおすすめの資格です。

テキストを学び、添削問題を返送し、合格点に達すれば「体温管理士®」として認定されます。

特定非営利活動法人（NPO法人）日本レホルム連盟

レホルムとは英語の「リフォーム」を表すドイツ語で「改善する」という意味です。ドイツで1879年頃、産業革命以降に生活が激変したことを背景に健康市民運動である「レホルム運動」が起こりました。これを日本に広めるために1973年に設立されたのが「日本レホルム連盟」です。その趣旨は、「体質を改善してより健康に」というものです。

会長　平良一彦（医学博士）
理事長　南部昌平
理事・事務局長　塚田聖子

http://www.jrl.jp/

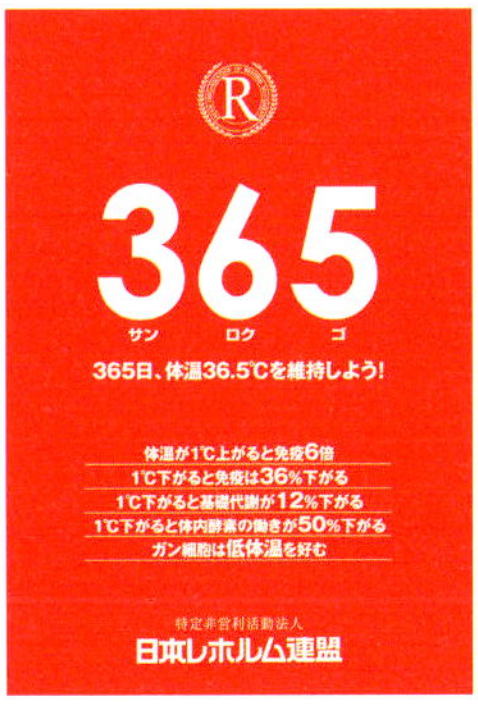
3《サン》6《ロク》5《ゴ》
365日、体温36.5℃を維持しよう!
体温が1℃上がると免疫6倍
1℃下がると免疫は36%下がる
1℃下がると基礎代謝が12%下がる
1℃下がると体内酵素の働きが50%下がる
ガン細胞は低体温を好む
特定非営利活動法人
日本レホルム連盟
日本レホルム連盟の提唱スローガン

［参考文献］

書籍

『新体温免疫力』（安保徹／ナツメ社）

『心もからだも「冷え」が万病のもと』（川嶋朗／集英社）

『体温を上げると健康になる』（齋藤真嗣／サンマーク出版）

『体温上げ健康法』（医学解説　齋藤真嗣／角川マーケティング）

『川嶋朗式冷えを取って治す！症状別改善法55』（川嶋朗／宝島社）

『ファスティングマイスター検定テキスト』（一般社団法人分子整合医学美容食育協会）

『「体温管理士R」通信制講座第１教程テキスト１』

『「体温管理士R」通信制講座第２教程テキスト２』

『「体温管理士R」通信制講座第３教程テキスト３』

（体温管理研究会／特定非営利活動法人日本レホルム連盟）

WEBサイト

『テルモ健康ガイド』http://www.terumo.co.jp

『中外製薬　からだとくすりのはなし』http://chugai-pharm.info

『サワイ健康推進課』http://www.sawai.co.jp/kenko-suishinka/

『ニナタ薬品Dr.健康ミニ講座』http://www.ninata.com

『新人ナースの教科書』http://www.nurse-kyoukasyo.com

取材協力

株式会社アージュセルビス

株式会社スリーピース

伯爵夫人株式会社

ビューティーアーティストNoji Co.,Ltd.

ファスティングライフ株式会社

株式会社プリモワールド

株式会社フロンテ

株式会社ホットタブレット

株式会社レインボー

株式会社レホルム生活社　（五十音順）

決定版！　体温を上げる健康法

2016年2月24日　第1刷発行
2017年4月11日　第5刷発行

体温解説監修――川嶋　朗

編　　者――日本レホルム連盟体温管理士会

発 行 人――杉山　隆

発 行 所――コスモ21

〒171-0021　東京都豊島区西池袋2-39-6-8F
☎03（3988）3911
FAX03（3988）7062
URL http://www.cos21.com/

印刷・製本――中央精版印刷株式会社

定価はカバーに表示してあります。

ISBN978-4-87795-335-5 C0030